乳房知识问答

主 编 陈红风 廖明娟

世界图书出版公司

上海·西安·北京·广州

图书在版编目(CIP)数据

乳房知识问答 / 陈红风,廖明娟主编. —上海:
上海世界图书出版公司,2018.7
ISBN 978-7-5192-4542-9

Ⅰ.①乳… Ⅱ.①陈… ②廖… Ⅲ.①乳房–问题解
答 Ⅳ.①R323.2-44

中国版本图书馆CIP数据核字(2018)第077850号

书　　名　乳房知识问答
主　　编　陈红风　廖明娟
责任编辑　马　坤
装帧设计　徐　炜
出版发行　上海世界图书出版公司
地　　址　上海市广中路88号9-10楼
邮　　编　200083
网　　址　http://www.wpcsh.com
经　　销　新华书店
印　　刷　上海景条印刷有限公司
开　　本　787 mm × 960 mm　1/16
印　　张　14.5
字　　数　200千字
版　　次　2018年7月第1版　　2018年7月第1次印刷
书　　号　ISBN 978-7-5192-4542-9/ R · 445
定　　价　45.00元

主编简介

陈红风　医学博士，教授，主任医师，博士生导师

上海中医药大学附属龙华医院中医乳腺科主任，全国名中医陆德铭工作室负责人，上海市名中医。上海市中医药学会中医乳腺病分会主任委员、中华中医药学会乳腺病分会副主任委员、世界中医药联合会外科专业委员会副会长、上海市中西医结合学会乳腺病专业委员会副主任委员。从事中医药防治乳腺良、恶性疾病的临床和实验研究工作30余年，培养博士、硕士研究生30余名。主持国家科技部"十一五"支撑计划、国家自然科学基金等课题20余项，获得上海市科技进步二等奖等各类科研成果奖10余项。主编教材、专著5部，担任副主编的教材、专著有12部。曾获全国先进工作者、全国卫生系统先进工作者、上海市劳动模范等荣誉。

廖明娟　医学博士，主治医师

师从陈红风教授，于上海交通大学医学院附属第九人民医院中医科工作。从事中医药防治乳腺良、恶性疾病的临床和实验工作。在国内外期刊发表论文近20篇。参与编写学术专著3部。获得上海交通大学、上海市卫生局、上海市科委、国家自然科学青年基金等项目，上海市杏林新星人才培养计划等。

编委会名单

主　编　陈红风　廖明娟

编　委（按姓氏笔画为序）

王　冰　邓　樱　叶媚娜　张玉柱　仲芫沅

朱晨芳　贡丽娅　孟　畑　吴晶晶　周　悦

殷玉莲　夏亚茹　黄　敏　盛佳钰

绘　图　罗　睿

前　言

　　乳房具有哺乳的生理功能，也是女性形体美的标志。乳房健康是女性健康重要的组成部分之一，也是女性最关心的健康问题之一。

　　如今，无论是乳房良性疾病还是恶性疾病，其发病率都有上升趋势。在繁忙的临床工作中，我们有时并不能十分详尽地解答患者的所有疑问。因此，我们将临床工作中患者经常提出的问题汇编成这本科普读物，希望能帮助到女性朋友们。

　　本书采用问答的形式进行编排，介绍了乳房的生理常识、检查方法、中医药在乳腺良恶性疾病治疗及预防中的优势、日常调摄注意事项等。例如，乳腺增生病几乎是所有育龄期女性都会遇到的问题，它会癌变吗？按摩有用吗？需要怎么调护？得了乳腺炎服用抗生素后要断奶吗？产后乳汁出不来，怎么办？乳腺癌有哪些症状？如何进行乳房自我检查？乳腺癌手术后饮食要忌口吗？浆细胞性乳腺炎是什么？一定要手术治疗吗？手术后会复发吗？为什么推介中医药治疗？……本书作者们基于临床实践中遇到的患者们的具体问题，一一给出解答，为大家提供可靠而实用的医疗信息。另外，我们选取了乳腺癌、急性乳腺炎、浆细胞性乳腺炎患者的诊治体会和部分专业知识作为附件列在本书最后，以供参考。

　　本书是上海中医药大学附属龙华医院中医乳腺科、上海市名中医陈红风工作室全体同仁的心血之作，在编写过程中得到了上海中医药大学终身教授、全国名老中医陆德铭教授、唐汉钧教授的亲自指点，世界图书出版社编审的精心修改，上海交通大学医学院附属第九人民医院整形科专家的大力支持,在此表示衷心的感谢。同时,参考和借鉴了许多文献资料,谨在此一并向作者表示深切的谢意。还要感谢龙华医院中医乳腺科门诊的部分热心患者,她们也对本书给予了无私的帮助,也向她们致以深深的谢意。

　　本书适合健康女性、乳腺疾病患者、从事乳腺疾病专业的医生,以及关心乳腺疾病的所有人士阅读参考。由于我们水平有限,本书还存在这样那样的问题和遗漏,尚祈同行和广大读者指正,以便再版时修正和补充。

编　委

2017 年 4 月

目　录

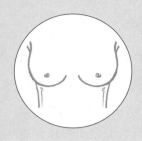

第一章
乳房的常识

第一节 乳房的结构

1. 乳房的外部形态是怎样的

乳房,为哺乳动物特有的结构,世界上最古老的语言拉丁语称"*mamma*",与中文中的"妈妈"一词同音,这与女性哺育后代的光辉形象相符合。根据人类学博物馆的记载,乳房的形态能够透露出人类的种族信息。黑人女性的乳房可用"庞然大物"来形容;法国女性的乳房,差不多是半球形的,上面有点凹,下面有点凸;完全半球形乳房,除了在希腊雕塑中可见外,在现实生活中比较少见;亚洲女性的乳房是多为盘形,其中富含乳腺。乳房的形态因人种、年龄、发育、营养、体型、胖瘦等因素有所不同。

2. 乳房的位置在哪里

我们常用胸部来代表乳房,这与乳房的位置有关。成年女性的乳房一般位于胸前第2~第6肋骨之间,内缘近胸骨旁,外缘达腋前线,乳房肥大时可达腋中线。乳房外上极狭长的部分形成乳房腋尾部伸向腋窝。青年女性乳头一般位于第4肋间或第5肋间水平、锁骨中线外1 cm;部分哺乳后女性乳头位于第6肋间水平、锁骨中线外1~2 cm。

3. 乳房的外部结构与功能有哪些

（1）乳头乳晕

乳房的中央为乳头和乳晕，其大小、色泽因人而异。乳头由结缔组织构成，表面凸凹不平，呈裂隙状陷窝，其内有输乳管开口，每个乳头上大约有15～30个。皮内还有大量的皮脂腺开口于输乳管口周围，但无毛囊及汗腺。乳头周围的环形区，皮色较深称为乳晕。乳晕表面有许多散在的小结节，这是乳晕腺所在地，一般人的乳晕腺有5～12个，它是汗腺与乳腺的中间过渡型，妊娠及哺乳期妇女的乳晕腺特别发达，分泌物具有保护皮肤、润滑乳头及婴儿口唇的作用。

（2）皮肤

乳房部的皮肤大多娇嫩，覆盖在体表起到缓冲外来的机械性冲击力、阻止细菌向体内侵入的作用。乳晕部皮肤有毛发和腺体，腺体有汗腺、皮脂腺。乳头和乳晕的皮肤较薄弱，在哺乳期特别容易损伤。

4. 乳房的内部结构与功能有哪些

（1）腺体

乳腺位于皮下浅筋膜的浅层和深层之间。浅筋膜伸向乳腺组织内形成小叶间隔，一端连于胸肌筋膜；另一端连于皮肤，将乳腺腺体固定在胸部的皮下组织之中。乳腺基底面稍凹陷，与胸肌筋膜间有疏松的结缔组织间隙，称为乳腺后间隙，它可使乳房既相对固定，又能在胸壁上有一定的移动性。

（2）纤维结缔组织

乳腺纤维结缔组织分布在乳房表面皮肤下，分隔、支撑并连接各个腺体组织，最后连接到胸部的肌肉上。这些起支持作用和固定乳房位置的纤维结缔组织，称为乳房悬韧带，可以保持乳房外形坚挺，如果多次怀孕、太过肥胖或老化松弛，乳房悬韧带日渐松弛，乳房就失去支撑力而发生下垂。乳腺癌患者因肿瘤侵犯纤维束，使其缩短，牵引皮肤向内凹陷，使皮肤表面呈现出橘皮样改变。

（3）脂肪

乳房脂肪组织呈囊状包于乳腺周围，形成一个半球形的整体，负责填满乳房其他的空间，使乳房呈现出向外凸的外形，它占有乳房体积的很大比例，使整个乳房保持一定的外形与柔软性。脂肪组织的多少是决定乳房大小的重要因素之一，它因年龄、生育等原因个体差异很大。乳房的丰满与否，取决于乳腺组织的数目和脂肪组织多少，增加脂肪含量，乳房就相对丰满些；如果在青春期缺少营养或者盲目的减肥，就会使乳房内的脂肪积聚减少，乳房就会相对小些。

5. 乳腺的作用是什么

腺体是乳房生理功能——泌乳的主要部分，由 15～20 个腺叶组成，叶间被致密的结缔组织和脂肪组织填充，每一腺叶分成若干个腺小叶，每一腺小叶又由 10～100 个腺泡组成，腺泡紧密地排列在小乳管周围，它的开口与小乳管相连（图 1-1）。

许多小乳管汇集成小叶间乳管，多个小叶间乳管汇集成一根整个腺叶的主导管，又名输乳管。输乳管共 15～20 根，以乳头为中心呈放射状排列，汇集于乳晕，开口处在乳头，称为输乳孔。输乳管在乳头处较狭窄，后膨大为囊状，称为输乳管窦，能储存乳汁。乳汁由乳腺的腺泡细胞所分泌。乳汁的分泌和排出过程，由催乳素、催产素以及雌激素、孕激素、生长激素、甲状

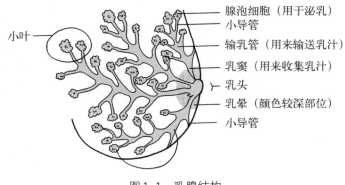

小叶

腺泡细胞（用于泌乳）
小导管
输乳管（用来输送乳汁）
乳窦（用来收集乳汁）
乳头
乳晕（颜色较深部位）
小导管

图 1-1　乳腺结构

腺素、肾上腺皮质激素、胰岛素等诸多激素共同调控。

6. 乳腺的淋巴是怎样引流的

淋巴系统作为人体的一大保护防卫系统，就像是为人体"站岗"的哨兵连队。淋巴管内有淋巴液循环流动，参与人体的代谢过程，淋巴液里有大量的淋巴细胞，将侵入身体的细菌、异物、癌变的细胞加以吞噬、消灭或集中到淋巴结内。乳房向外的淋巴引流共有5条途径。

（1）腋窝淋巴结

这是乳房淋巴引流中最主要的部分，占乳房淋巴引流量的75%。作为乳腺癌转移的第一站，若发生转移，往往提示预后较差。

（2）内乳淋巴结

这是乳腺淋巴引流的第二条通道。乳腺淋巴液通过穿通肋间的淋巴管，流向乳房内动脉旁排列的淋巴结，这里有3～7枚淋巴结，位于第2、第3、第4肋软骨后的胸膜表面，随后淋巴液可流向胸导管、锁骨上及胸内纵隔淋巴结。最后可经胸导管或右侧淋巴管直接流入静脉系统。乳房中央部或内侧的肿瘤容易沿这条通道转移。

（3）锁骨下、上淋巴结

乳房大部分淋巴液经胸大肌外侧缘淋巴管流至腋窝淋巴结，再流向锁骨下淋巴结，通过锁骨下淋巴结后，淋巴液继续流向锁骨上淋巴结。

（4）腹壁淋巴管

这是一条乳房深处的淋巴通道，可由此进入膈下、腹内淋巴结及肝脏。同时也是乳腺癌最隐秘的转移通道。乳房下部深淋巴管丛收集的淋巴液可引流到腹壁浅丛淋巴管，并由此达到腹股沟淋巴结，但是乳腺癌转移到腹股沟淋巴结，临床很少见。

（5）两侧乳房皮下淋巴网的交通

若是腋淋巴结的通路受阻，则会出现淋巴的逆向引流，淋巴液会流入对侧的淋巴管，再进入到对侧的腋淋巴结。

7. 乳房的大小和胖瘦有关吗

　　乳房主要由腺体、导管、脂肪组织和纤维组织等构成。乳房内的脂肪组织呈囊状包于乳腺周围，形成一个半球形的整体，这层囊状的脂肪组织称为脂肪囊。脂肪囊的厚薄可因年龄、生育等原因个体差异很大。当体内脂肪组织增加或减少到一定程度时，胸部大小也会产生相应的变化（图1-2）。

　　脂肪组织的多少确实是乳房大小的一个重要影响因素，但乳房的大小很大程度上是由基因决定的，而在孩童及发育时期摄取的营养及日常的运动，也会影响成年时乳房的形态。

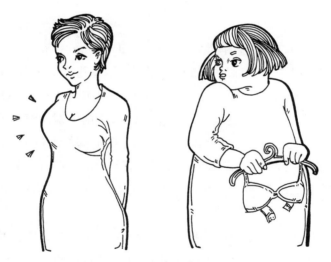

图1-2　乳房大小与脂肪组织多少有一定关系

第二节　乳房的变化

1. 乳头、乳晕的颜色为什么会有变化

　　婴儿及儿童时期，乳头、乳晕呈粉色，随着年龄增长，性发育成熟，颜色

加深。

　　妊娠期的女性,从怀孕伊始,乳头、乳晕的颜色会进一步加深呈深褐色,这是因为妊娠后母体内的雌激素和孕激素增加所致,是正常的生理变化。

　　有些女性,在没有妊娠的情况下,也可能出现乳头、乳晕部颜色的加深,此时可先至专科进行相关检查,排除器质性疾病引发的颜色变化后,也不必太紧张,这是由于体内雌激素"一过性"升高所导致,属于正常的生理现象。通过调节作息、调畅情志等,使体内的雌激素稳定下来,这种颜色变化就可能恢复。

2. 乳房是如何长大的

　　胚胎时期,在人胚发育到第6周末时,于胚腹面从腋下至腹股沟,由外胚层上皮增厚左右对称地各形成一条嵴,称为乳嵴(mammary ridge),或称为"乳线"(milk line)。外胚层细胞局部增殖形成6～8对的乳腺始基。在胚胎第9周时,两乳线上乳腺始基保留胸前一对继续发育,其余部位的乳腺始基逐渐消退。保留的这一对乳腺始基的外胚叶细胞增殖成团,形成乳头芽。胚胎第12周时,乳头芽增大形成乳腺芽,日后演变成永久性的乳腺管,这就像一颗撒下的种子开始发芽生长,最终成长为一颗完整的苗。

　　第6个月,胎儿乳腺管进一步增殖、分支,乳腺管末端有小团的基底细胞,日后形成乳腺小叶。乳头下结缔组织不断增殖,致使乳头逐渐外突。周围的间充质发育成疏松结缔组织及脂肪组织。至此,胚胎期乳腺基本发育,乳腺小叶芽在出生后青春期始逐步形成末端乳管和腺泡。

　　出生后乳腺的发育尚不完善,对于女性来说,随着年龄的增长和性的成熟,雌激素的分泌量逐渐增多,乳腺相应也逐渐发育完备。青春期,月经来潮后,卵巢周期性分泌促卵泡成熟激素和黄体酮,可刺激乳腺腺体增殖,导管增多,叶间结缔组织和脂肪也明显增多,使乳房增大,部分女性还会因为充血、水肿而产生周期性乳房肿胀不适或胀痛感,月经后即可恢复正常。但是，只有在妊娠及哺乳期内，乳腺才达到充分的发育，使得小导管末端有腺泡形成。

3. 幼儿期乳房有什么变化

幼儿期乳腺的发育，男女并无多大的差别，基本处于静止状态。儿童期乳腺的改变与幼儿静止期的乳腺基本相同，10岁以前，乳房处于静止期，这时候只有小乳头隆起。

4. 青春期乳房有什么变化

青春期对于乳房的生长发育尤为重要。一般持续3～5年时间，可因种族有所差别。白人较早（9～12岁），我国12～15岁，黑人更晚些。

进入青春期，乳房就像种下的小树，开始开支散叶，乳导管分叶形成成熟的乳腺小叶，9～11岁，乳房和乳头开始隆起，形似小丘，并出现乳晕。12～13岁，整个乳房的腺体、乳晕进一步发育，乳晕颜色加深，乳房开始隆起，逐渐丰满。14～15岁，乳晕区的腺体进一步发育，在隆起的乳房上突出，乳房明显高出胸部。16～17岁，乳头大而突出，乳房成熟，乳晕略陷，内部结构亦发育成熟，这时候的乳房的腺体们已经成长为一棵枝繁叶茂的树，这使得乳房的外观坚挺、丰满，充满了女性的韵味。

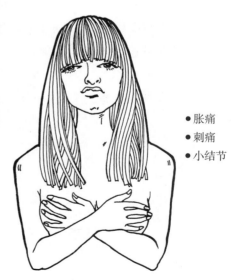

● 胀痛
● 刺痛
● 小结节

图1-3　乳房在月经期出现变化

5. 月经期乳房有什么变化

很多女性朋友随月经的变化，乳房也会出现周期性胀痛等症状（图1-3）。如月经来潮前7～14天就可能出现乳房胀痛、刺痛，有时还能摸到痛感的小结节，这个时候千万不要紧张，大多生理性的改变，是由于体内激素水平的变化所致。就如同子宫内膜的增厚、脱落，乳房也会随着月经周期变化而出现经前增生期和经后复原期的变化。

6. 妊娠期乳房有什么变化

　　女性乳房发育成熟后，具体大小因人而异。一般来说，未怀孕时候单侧乳房质量平均约为 200 g，怀孕后增长为 400～600 g，哺乳期为 600～800 g，也就是说，哺乳期的乳房要比正常时重 3～4 倍（图 1-4）。据报道，哺乳至 6～9 个月乳房开始变小，但这并不影响制造母乳的能力。

　　（1）妊娠早期

　　妊娠早期是指妊娠最初的 3 个月。怀孕 5 周左右，孕妇通常会出现各式各样的"害喜"症状，此时乳房也开始改变，例如乳头变深、乳房正下方的血管越来越明显。

　　（2）妊娠中期

　　妊娠中期即妊娠的 4～6 个月。这期间孕妇的体重略已增加 5～6 kg。不仅肚子有明显突起，而且胸部也会明显变大很多，外表一看便知。

　　（3）妊娠末期

　　妊娠末期即妊娠的 7～9 个月。后期乳房进一步加大，肿胀感更为严

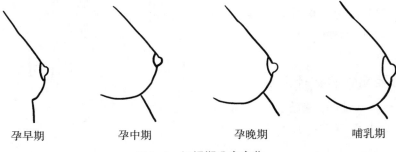

孕早期　　　　　孕中期　　　　　孕晚期　　　　　哺乳期

图 1-4　妊娠期乳房变化

重。在这个时期乳腺发育几乎到达顶峰,轻轻按乳头就可乳汁泌出。在这3个月中,由于脑垂体分泌的激素的作用,使得乳腺结构已经产生变化。

7. 哺乳期乳房有什么变化

哺乳期,乳房开始不断地分泌乳汁,以提供给婴儿最佳的养分。在产后的2～3天内,产妇的乳房在垂体分泌的大量催乳素的作用下,迅速胀大而坚实,产妇会感觉胀痛难耐。轻轻用手按摩或经过婴儿的吸吮后,可分泌出"初乳"。此后,随着规律哺乳的建立,"初乳"变成"成乳",产妇的乳房会规律地充盈、排空,再充盈、再排空。停止哺乳后,需历时3～6个月,乳腺方可恢复至非妊娠时的状态。

哺乳期后乳腺,中止哺乳(断乳)后的乳腺。历时数月,乳腺方可恢复至非妊娠时乳腺状态,但有时残余的乳汁分泌可持续数年之久。部分女性因不规律持续哺乳,整个乳腺松弛下垂,这可能是由于结缔组织增生量不足,不能完全补充哺乳期失去的或被吸收的间质量,从而使哺乳后乳腺松软、变扁、下垂。如果哺乳后乳腺复旧不全,可引起扩张导管持续存在等病变。此外,妊娠或哺乳期,原有的良恶性乳腺肿瘤都有可能加速发展。

8. 绝经后乳房有什么变化

如果把乳房比作一棵树,那么雌激素、孕激素等多种激素则是这棵树的养料。一般45岁左右,女性卵巢功能开始退化,各种激素分泌减少,腺体开始退化萎缩。绝经后的乳房会出现生理性的老化和萎缩,这是人体正常的盛衰变化,这个时期体内的雌激素、孕激素都明显减少,乳腺内的导管扩张或呈囊性变,上皮高度萎缩,脂肪结缔组织增生。就好像失去了养分的滋养,乳房往往变得松弛下垂,皮肤出现褶皱。

9. 影响乳房发育的因素有哪些

乳房发育的影响因素见图1-5。

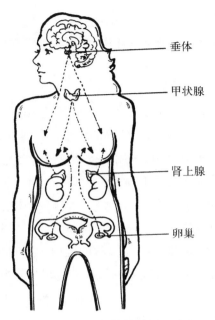

图1-5　影响乳房发育的因素

（1）先天遗传因素

先天遗传因素对乳房发育的影响重大，胚胎时乳房组织发育不良影响了日后乳腺的生长发育。

（2）内分泌相关的因素

乳房的生长发育主要受生殖内分泌轴系的多种激素的影响，如脑垂体分泌的促性腺激素、泌乳素，卵巢分泌的雌激素和孕激素。此外，肾上腺和甲状腺分泌的激素、生长激素等均影响到乳房的正常发育。

（3）后天因素

许多后天的因素亦会影响到乳房的发育，如饮食上，如果多吃蛋白质含量高的饮食可能会一定范围内促进乳房发育。长期错误的站立姿势等会影响到乳房的发育。还有，穿戴不合适的束胸、文胸，或进行不恰当的运动锻炼等，也都会对乳房的发育产生影响。

10. 影响乳房发育的内分泌激素有哪些

乳房的发育离不开内分泌激素,这就像是促使树苗生长的养料。

(1)雌激素

在青春期,卵巢的卵泡成熟,开始分泌大量的雌激素,从而促进乳腺导管的上皮增生,乳管及小叶周围结缔组织发育,使乳管延长并分支,但是雌激素却不能单打独干,要想乳腺发育成熟,还需要依靠完整的垂体功能系统的调控。

(2)孕激素

在刺激乳腺导管发育的基础上,继续添砖加瓦,一方面促进腺泡及乳腺小叶发育;另一方面促进脂肪在乳房内沉积,使得乳房更加饱满丰盈。孕激素要在乳腺发育的过程中发挥应有的作用,也需要依赖完整的垂体功能系统的调控。

(3)催乳素

青春期,催乳素在雌激素、孕激素及其他激素的协同作用下,能促使乳腺发育。妊娠期则为接下来的哺乳做准备工作,可以使乳腺再次得到充分的发育,使乳腺小叶终末导管发展为小腺泡。

(4)其他间接作用的激素

如促卵泡成熟激素,由垂体前叶分泌,其主要是刺激卵巢分泌雌激素,从而间接对乳腺的发育产生作用;促黄体生成素,也是由垂体前叶分泌的一种激素,通过刺激产生黄体素,从而间接影响了乳房的发育。雄激素,小剂量的雄激素可以促进乳腺的发育,而大剂量则表现为抑制。还有一些如肾上腺皮质激素、甲状腺素、胰岛素等,均对乳房的发育有一定的调节作用。

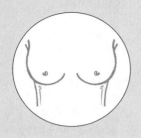

第二章
乳房发育异常

乳房作为女性身体的一个重要器官,具有分泌乳汁的作用,更是一个重要的形体器官,是女性形体美最显著的标志。然而,由于种种原因导致女性乳房的形态千差万别,这不仅严重影响了女性的形体美,而且会造成各种轻重程度不等的身体不适,甚至会对女性的心理健康造成极大的影响。

第一节　先天性乳房缺失

1. 先天性乳房缺失是一种什么病

先天性乳房缺失是一种少见的先天畸形,特征为一侧或双侧乳房、乳头缺失。其临床表现具有多样性,常伴有一种或多种其他部位畸形,如先天性外胚层缺陷、颅颌面及四肢畸形等。这种生理缺陷会给患者造成很大的心理压力。如同时伴有胸大肌缺损、短指并指畸形,又称波伦(Poland)综合征。

2. 先天性乳房缺失的原因是什么

本病是由于胚胎发育6周时乳嵴的发育停滞所导致的。某些药物可能影响胚胎发育,导致先天性乳房缺失。

3. 如何治疗先天性乳房缺失

　　乳房再造术或乳房成形术是乳房缺失患者唯一的治疗方法(但无法恢复哺乳功能)。乳头缺失的患者可通过手术方法行乳头乳晕再造,以达到外形美观和与对侧乳房基本对称的效果。波伦综合征的患者可能需要同时进行胸部骨骼的矫正,如肋骨移植等。建议女性患者在青春期后健侧乳房发育完成后再进行手术,以重建胸部的对称性;男性患者可在青春期或稍前时间进行手术治疗,以尽早消除心理负担。

4. 先天性乳房缺失的人可以正常结婚生子吗

　　可以,只要其他生殖器官发育正常,不影响结婚生育。

5. 如何预防先天性乳房缺失

　　建议孕妇在孕早期戒烟酒,避免长时间待在拥挤、嘈杂、空气污浊的地方,预防感染发热,慎重用药,避免有毒有害的工作环境,特别注意保护好"成形期"胎儿的正常发育,对无诱因的自然流产应顺其自然,切勿盲目保胎,为生一个健康聪明的宝宝做好准备。

第二节　小　乳　房

1. 为什么有的人乳房特别小

　　乳房的大小因人而异,小乳房可能与以下几方面有关:① 卵巢分泌的雌激素量少或乳房对雌激素不敏感,可能是引起乳房小的主要原因。② 与种族、遗传和体质等因素相关。③ 儿童期营养不良,消耗性疾病,人体瘦小等使乳房内缺乏足够量的脂肪组织,从而表现为小乳症。④ 出生后外伤、炎症或放射线照射等,使乳房发育停止在幼儿状态。⑤ 患某些疾病也会影响乳房发育,如少女得了垂体前叶功能减退症,垂体性矮小症和原发性卵巢发育不全等病症。

2. 怎样的乳房可称为小乳房

小乳房指乳房的体积小于正常,胸部平坦,失去正常的轮廓。小乳房并非缺陷,小乳房在腺体结构、神经分布上与正常乳房并没有区别,在分娩后同样会泌乳。多小的乳房才能称为小乳房呢? 有研究根据乳房体积的不同给乳房作了分类：250～350 mL 为正常乳房,低于 200 mL 为小乳房。老年人经过多次妊娠、哺乳,乳房萎缩、松弛,应叫萎缩型乳腺,不能称为小乳房。

3. "A罩杯"就是小乳房吗

罩杯的尺寸由其深度决定,由乳房最高点的乳围(三围之一)减去乳房下围一圈的长度决定,是描述女性胸衣大小的用词,AA号和A号是两个最小的型号(表2-1)。

表2-1　罩杯型号与胸围

罩杯型号	胸围与下胸围的差距(cm)	罩杯型号	胸围与下胸围的差距(cm)
AA	7.5	E	20
A	10	F	22.5
B	12	G	25
C	15	H	27.5
D	17.5	I	30

注：罩杯尺寸=胸围-下胸围

A罩杯—Airport Bra：机场的罩杯,即所说的飞机场。通俗指女性胸比较平,但是胸大胸小一定要跟自己的腰、臀比较,跟别人比没意义,一个胖子可能乳房的体积很大，但是腰和胸一样粗，那也失去美的意义，而一个乳房体积小的女性只要努力瘦腰、臀部，使身材比较健美，可以跟乳房部形成鲜明的反差营造出胸部挺拔的效果。

4. 小乳房还有自然增大的可能吗

小乳房在妊娠及哺乳期有再次发育变大的可能性，但哺乳结束后增大的乳房也有萎缩的可能，所以小乳房自然增大到令人满意的程度的可能性比较小。

5. 小乳房影响生育哺乳及婚后性生活吗

小乳房并非缺陷。在分娩后同样会泌乳，而且有一些小乳房的泌乳量丝毫不亚于大乳房。不必担心乳房小可能会影响到婚后性生活，因为在性生活和性感受过程中起作用的不仅仅是乳房，还有其他器官，即使是乳房，起决定性作用的也主要是乳头、乳晕及分布在该处的神经末梢，而乳头、乳晕的大小并不随着乳房的大小而相应增大或缩小，其神经末梢的多少也与乳房大小无关。因此，乳房的大小不会绝对影响到泌乳的多少及婚后的性生活。

6. 目前常见丰乳方法可靠吗

（1）隆胸手术

丰胸唯一靠谱的方法。

（2）丰乳保健品、乳液等

丰胸保健品、乳液中可能滥用激素，激素经口服或外用后吸收到乳腺组织，使血液内雌激素浓度增加，刺激乳腺细胞生长，从而促进乳房增大，但效果并不持久，停药后容易反弹。而且大量滥用雌激素可引起女性内分泌失调，这些激素用来丰胸弊大于利，不推荐使用。

（3）针灸丰乳

由于针灸丰乳是通过穴位刺激逐步促进乳房增大，疗程较长，不能在短期内见效，而且针刺会产生疼痛，对针刺的恐惧常导致患者无法坚持，中途放弃。

另外,单纯针灸治疗也难以达到丰乳者追求的理想效果,且长时间针刺是否会造成乳腺组织的损伤及感染尚不清楚。针灸丰乳,尚须进一步研究与探讨。

（4）中药丰乳

中药内服或外用丰乳,其临床疗效机制尚在探索中,故市面上的中药丰乳产品须谨慎选用。

（5）按摩丰乳

按摩可以舒缓疼痛,放松肌肉,但目前没有任何科学文献报道按摩具有可预测的让人体组织增大或变小的功能。

（6）锻炼胸肌丰胸

首先,女性并不容易锻炼出发达的胸大肌。其次,胸肌不是乳房的组成部分,发达胸肌不会和乳房线条自然融合,而且,锻炼减脂可能导致乳房罩杯下降,因此在视觉上可能表现为发达的胸大肌上仍然小（甚至更小）的乳房,达不到视觉上的满意效果。

（7）其他

食疗丰乳、物理仪器丰乳等方法的丰乳效果目前尚无临床观察及实验数据支持,效果不确切。

总之,手术隆胸,塑型效果显著,但是,有手术隆胸需求的女性一定要选择正规医院乳腺科或者整形科就诊。而除了隆胸手术以外的其他方法,如针灸丰乳、中药丰乳等,疗效的可靠性、稳定性、显著性尚须进一步论证与探讨,而一些丰乳保健品、乳液等对身体健康来说可能弊大于利,须谨慎选择。

第三节　巨乳症

1. 巨乳症是一种什么病

巨乳症又称乳房过大症,是临床上常见的乳房异常发育疾病之一,其典型症状是乳房过度发育,体积超常,与躯体明显失调。此病症多见于妊娠期后或青春期女性,常表现为双侧乳房同时增大,也偶见单侧体积增大导致不对称,且常伴发有不同程度的乳房下垂。有些患者乳房可下垂至脐部,严重者可达膝部。除乳房过分增大外,一般无其他性器官肥大及内分泌紊乱现象,也不影响生育。

2. 多大的乳房被称为巨乳

目前尚无统一的诊断标准。由于各种客观因素的存在,例如身高、体重、种族、年龄以及乳房组织的位置、密度、突出度、成分、比例等,研究者很难找出一种适用于所有女性的乳房体积测量方法。目前通用的亚洲女性肥大乳房量化的标准为:当乳房体积大于"正常或理想"乳房体积的50%时,称为一定程度的乳房肥大。按乳房容积将乳房分为5种类型:250～300 mL的称为正常乳房;400～600 mL的称为中度肥大;600～800 mL的称为明显肥大;800～1 000 mL的称为重度肥大;大于1 500 mL的成为巨乳症。也有根据乳房切除的组织量将肥大乳房分类:小于200 g为轻度肥大;200～500 g为中度肥大;500～1 500 g为重度肥大;大于1 500 g为巨乳症。

3. 巨乳症的发病原因是什么

尚不明确,就研究现状来看,巨乳症的病因大致可分为无明显病因的自发起病、内分泌激素刺激和药物诱发3种,另外还有一些较少见的因素,如高钙血症、免疫因素等。

无明显诱因自发起病的女性乳房肥大症患者体内激素水平在正常范围内,但如果患者存在体质量过重的情况,不排除超重是这类乳房肥大症发病的原因之一。

目前学者对内分泌激素刺激引起的巨乳症的发生原因主要有两种观点:一是与乳腺组织雌激素增多有关;二是与乳腺组织局部雌激素受体

（ER）含量增高有关。这两种原因可同时存在。也有一些学者认为这巨乳症的发生与孕激素和催乳素相关，尤其是妊娠相关的巨乳症。

服用或接触某些药物，也可能造成乳房肥大，但具体机制尚不明确。

4. 巨乳症对身体健康有什么危害

乳房的过度增大不仅会有损外观形态，同时也会造成患者身心痛苦，导致患者体态臃肿、行动不便，乳房过重对胸部、颈部及肩部都会造成很大负担，严重者可造成颈椎关节炎甚至驼背和胸廓畸形，患者平卧时胸部有压迫感，无法俯卧，活动后或天气炎热时，汗渍使乳房间和乳房下皱襞区常处于潮湿状态，汗液积聚，细菌繁殖，易导致湿疹等皮肤疾病的发生。

巨乳症患者，不能忽视乳房内存在肿瘤造成乳房外形较大的可能，必要时查乳房彩超或钼靶可帮助鉴别及诊断。

5. 巨乳症怎么治疗

目前该病的治疗方法主要是采取外科手术法，主要的手术方法有以下两种。

（1）单纯抽吸法

适用于乳房形态良好，脂肪增生为主、乳房皮肤质地良好的轻度增大患者，且抽吸法更适用于单侧乳房肥大和绝经前乳房肥大的患者。

随着医疗设备的发展，超声波吸脂被应用于巨乳缩小，优点是能够对脂肪组织进行选择性的破坏，保证患者的血管、乳腺组织以及神经组织等不受损伤，适用于乳房脂肪组织堆积较为明显而乳腺腺体增多不明显的患者，尤其是中年偏胖的女性患者。临床上对女性乳腺腺体增生及脂肪增多的混合型巨乳症，可采用单纯抽吸与手术切除相结合的方法治疗。

（2）手术切除法

目前临床上有许多乳房缩小的术式，但尚无系统分类，大体可有几种分类。① 按术后瘢痕形态分类。② 在带蒂移植的术式中根据真皮腺体蒂的来源分类。③ 按术式首创者名分类等。这些术式分类的方法并非绝对,临床中应用的术式多数是结合多种方法的优点而改良形成的。

巨乳症的外科治疗术式虽多,但须遵循以下基本原则:术后乳房大小适中,形态良好,双侧对称,质感好,具有正常乳房组织的弹性和良好的皮肤张力;术后乳头乳晕位置佳,感觉良好,最大程度保留泌乳功能;术后瘢痕短小且隐蔽;术后效果持久且并发症少。

6. 巨乳症可以通过减肥或运动恢复正常吗

巨乳是乳房的发育过度,包括腺体及脂肪结缔组织的过度增生,减肥或运动只能起到减脂的效果。因此,巨乳一般不会因为减肥或运动而明显变小。有效的解决方法就是手术治疗。

第四节　大　小　乳

1. 为什么有两个乳房不一样大的情况

在医学的观点上,两侧乳房有细微的差异是正常的。两侧乳房的血管、神经、激素受体都可能分布不一样,乳房大小可能不同导致不对称。也有因个人活动习惯的不同,往往左右肢体会产生不对称性活动,如长期进行羽毛球、网球、铅球等体育锻炼,运动一侧上肢或胸肌而造成双乳的不对称。同时,个人习惯性姿势的不同亦会对乳房产生影响,如长期偏于一侧,俯卧的睡眠姿势,走路时脊柱侧弯或肩膀一边高一边低的姿势都会有影响。在青春发育期的小姑娘们如果选择了不合适的文胸,对乳房的发育也可能会产生影响。

也有乳房发育异常所致的大小形态上的差异。这主要分为先天性和后天性两种。前者由于先天发育异常所致,乳腺的发育是受垂体前叶、卵巢和肾上腺皮质内分泌的影响。上述某环节异常、出现疾患时，均可能导致激素紊乱，引起乳腺发育异常，导致乳房在形态上的不对称。后者可因外伤、手术、肿瘤以及炎性疾病和内分泌异常等引起。

2. 乳房不对称是否需要手术治疗

轻度不对称不能算是病态，无须手术，选择合适的内衣进行修饰即可，但若双侧乳房相差悬殊，一个很小，另一个很大，或一个一般型，另一个下垂过脐时，只能通过手术方法使双侧乳房大小趋于对称。如果在短期内一侧乳房突然增大、发沉，同时伴有乳头倾斜、局部隆起或凹陷等外形改变，应当及时就医。

3. 按摩可以让偏小的一侧乳房增大吗

不能。按摩可以舒缓疼痛，放松肌肉，但目前没有任何科学文献报道按摩具有可预测的、让人体组织增大或变小的功能，因此，按摩不能使偏小的一侧乳房增大。

4. 乳房不对称影响生育哺乳吗

只要乳腺组织正常，导管系统健全，不会影响女性的生育、性生活和身体健康，也不会影响到哺乳。

第五节　副　　乳

1. 副乳是怎么产生的

副乳，又称多乳房症，指人体除了正常的一对乳房之外出现的多余乳房。副乳是先天形成的。胚胎发育期间，人在胸腹侧两旁相当于腋下至腹

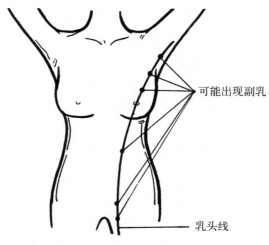

可能出现副乳

乳头线

图2-1　副乳可能出现之处

股沟的"乳线"上有6～8对乳腺始基（图2-1）。由于人类每次生育一般只产一胎或双胎，不需要很多乳腺完成哺乳功能，所以仅胸前的一对乳腺始基保留，其余的乳腺始基在胚胎第9周以后逐渐退化消失。若退化不全，则会在出生以后形成多余的乳房，医学上则称为副乳腺或多乳房症。副乳不是住在"犄角旮旯"的地方，就是"东躲西藏"，腋窝区最常见，也有发生在胸部、正常乳房的上下，腹部、腹股沟等部位的。同时具有乳头形成伴其下方具有腺体组织的，称为完全性副乳；仅有乳头而无乳腺实质者，称为副乳头；有的并无乳头突起，仅有两侧对称的局限性凹陷或细小区域的皮肤色素沉着。

　　胎儿出生以后，残留的副乳可隐匿起来，到青春期后，特别是妊娠、哺乳，体内激素水平上升，残留的乳房始基就会长大形成包块。另外，内分泌紊乱，营养、饮食结构改变等也可能是导致副乳腺再发育的原因。

2. 副乳与文胸穿着不当有关吗

　　副乳是由穿着不当的文胸挤出来的？经常在网上或内衣店里听到营业

员说"塑形内衣可以消除副乳",穿对了文胸可以把副乳"挤"回去吗?

首先,既然副乳是先天性的发育异常,就与我们穿文胸的方式、年龄、身材等都无关,因此它也不可能因为穿任何形式的文胸而彻底消失。但是,建议佩戴大小松紧合适的文胸,增加舒适度。其次,塑形内衣过紧,长时间挤压乳房及副乳,可能会造成乳房及副乳部血运不畅,对健康不利。

3. 腋下"副乳"是肥胖引起的吗

首先要明确腋下多出来的团块是不是副乳。一般来说,腋下凸起的包括有以下3种情况:一是脂肪团块,特别是在肥胖的人群中,出现这种情况的比例更高,与饮食有一定关系,节食加运动可以使腋下脂肪团块变小;二是副乳腺,刚刚上面已经提过,这是先天形成的,与本身的胖瘦甚至性别都无关;此外,腋下凸出的包块还有可能是皮脂腺囊肿、肿大淋巴结等,与饮食多少、体型胖瘦没有关系。怎样鉴别呢?去正规医院行超声检查即可。

4. 副乳有自然消除的可能性吗

育龄期女性,产妇停止哺乳后,有一定概率使得副乳减小,但不能根治,而且这种概率很小;另外,减体脂只能减掉脂肪,对腺体无作用,因此减脂后副乳可能在视觉上变小,但皮下腺体依然存在;第三,按摩基本不可能达到减小副乳的效果。综上所述,副乳不会自然消除,手术切除是唯一根治的方法。

5. 长了副乳必须要手术切除吗

一般来说,副乳对人体健康没有影响。对于无临床不适症状、体积较小的副乳可以不予处理;胀痛不适者可以在医生指导下服用适当的药物治疗。但是,有以下情况者可以考虑手术切除副乳:① 腺体逐渐增大,胀痛不适者。② 副乳内有异常肿块或可疑肿瘤者。③ 副乳体积大,影响美观,患者强烈要求手术者。建议至正规医院就诊。

副乳切除后一般不会复发。

6. 副乳会癌变吗

副乳的腺体同样是雌、孕激素的靶器官，所以正常乳房可能发生的疾患，如乳腺炎、乳腺增生病、乳腺纤维腺瘤、乳腺癌等，也可发生于副乳内，但只有乳头、乳晕而没有腺体的副乳，对健康无明显影响，也没有癌变的风险。

第六节　乳头内陷

1. 什么是乳头内陷

乳头不能凸出而是向内凹陷，称为乳头凹陷，又称乳头内陷。乳头内陷按其严重程度可分为三度：Ⅰ度凹陷，乳头部分凹陷，乳头颈存在，用手轻挤，可将入肉挤出，乳头大小与正常相似；Ⅱ度凹陷，乳头全部凹陷在乳晕之中，但仍可用手挤出乳头，乳头大多缺乏颈部，并较正常的小；Ⅲ度凹陷，乳头完全埋于乳晕下方，挤压后乳头不能复出。简单的形容就是：Ⅰ度半"露头"，Ⅱ度勉强可"露头"，Ⅲ度完全不"露头"。

2. 乳头内陷的原因是什么

乳头内陷大多数为先天性畸形，以双侧为多见，也有少数为单侧发生。其主要原因是乳头和乳晕的平滑肌发育不良，肌纤维束极短缩的乳腺导管向内牵拉，发育不全的导管周围组织不能形成对乳头的支撑所致。后天性患者多继发于外伤、炎症、肿瘤及手术后乳头乳晕下方组织瘢痕挛缩等，如反复乳腺炎症可造成乳头内陷，巨乳缩小整形术后易有乳头内陷并发症。

另外,青春发育期长期过紧压迫乳头也可导致乳头内陷。

3. 乳头内陷是因为出生没有挤过吗

首先,乳头内陷大多数为先天性畸形,主要是由于乳头胚胎发育期中胚胎增殖障碍所致,因此乳头内陷与婴儿期有没有挤乳头并没有什么联系。

其次,过分挤压宝宝乳头是件很危险的事。新生儿皮肤很娇嫩,抵抗力较弱,局部的挤压容易引起皮肤的破损,除了给新生儿带来不必要的痛苦外,还很容易使乳头受伤,细菌侵入,造成新生儿乳房红肿疼痛,发生乳腺炎。因此,不建议在宝宝出生时为预防乳头凹陷而挤乳头。给宝宝洗澡时可帮助清洁凹陷乳头内的异物,预防异物引发乳腺感染。

4. 乳头内陷对身体健康、日常生活有影响吗

乳头具有哺乳、感觉和保持乳房整体形态美的功能。因此,乳头内陷可能引起的影响主要有:① 影响母乳喂养,婴儿难以吸吮乳汁,同时乳汁不能排出也增大了母亲患哺乳期乳腺炎的风险。② 影响乳房外形美观,可能也会影响性生活的体验。③ 由于凹陷的乳头可能积存污垢或油脂,容易引起乳头乳晕炎症和乳腺炎症等疾病,炎症长期刺激,致使乳腺导管因慢性炎症而收缩,乳头内陷则可能更加严重,形成恶性循环。④ 影响乳房的健康和美观,使患病女性特别是少女缺乏自信心,甚至影响其社交、爱情和生活。

5. 乳头内陷有办法纠正吗

Ⅰ度乳头内陷多采取保守治疗,而Ⅱ度、Ⅲ度乳头内陷多采取手术矫正。对于Ⅰ度(轻度)乳头凹陷,可采用保守治疗,如负压吸引,手法牵引,器械牵引,钢丝持续牵引等,这类方法简单易行,但需长期坚持,且未必能解决乳头基底组织支撑不足的问题。手术整形内容请参见本书第十一章。

第七节 乳房早发育

1. 什么是乳房早发育

女孩8岁以前开始出现单侧或双侧乳房发育，不伴有子宫和卵巢的变化，没有其他性征（如阴毛、腋毛）的出现，也没有骨龄的提前和身高迅速增长的现象，这被称为乳房早发育。乳房早发育大多数为良性自限性疾病，也被称为假性性早熟。如果儿童在乳房发育的同时，还伴有其他第二性征的出现，被称为真性性早熟。

目前认为本病的发生机制可能与以下因素有关：长期高蛋白质、高热量类饮食；环境中类雌激素污染物的影响；摄入含有性激素的补品、保健品、食物；经常接触与性有关的传媒等；少部分乳房早发育由卵巢、垂体肿瘤、肾上腺皮质增生等潜在病因引起。

2. 乳房早发育怎么办

首先，调整孩子饮食，让孩子远离不健康食品：① 油炸类食品。② 禽颈，市场上出售的家禽，绝大部分由拌有快速生长剂的饲料喂养，"促熟剂"残留主要集中在家禽头颈部位的腺体内。③ 反季节蔬菜和水果。④ 儿童保健品。⑤ 可入药的大补类食品，包括人参、黄芪、桂圆干、荔枝干、冬虫夏草等，建议在医生指导下应用，不要盲目食用。其次，让孩子远离避孕药、成年人化妆品、避免过早接触超越其心理年龄的影视作品。同时，少部分乳房早发育也可能有潜在的病因，故应定期检查，如骨龄、子宫和卵巢B超等检查，必要时检查性激素及促性腺激素释放激素等。

如果乳房早发育仅由外源性雌激素刺激引起，生活上注意隔离外源性雌激素对乳房的刺激，孩子乳房早发育也有减小的可能性；但如果依然不注意，孩子乳房有进一步增大甚至发展成真性性早熟的可能。

3. 儿童乳房早发育需要手术治疗吗

儿童乳房早发育应定期随访,不要误认为是乳房肿块而进行活检或切除,因为所切除的是提早发育的乳腺组织,将导致儿童乳房终身不再发育。如出现发病年龄小、有月经症状,应进一步检查,排除卵巢、垂体肿瘤、肾上腺皮质增生等疾病。

第八节　老年女性乳房发育

1. 什么是老年女性乳房发育

大多数妇女,更年期后,乳房日益萎缩,逐渐松弛下垂,外形变小,功能丧失,但有少数更年期后妇女,乳房反而增大、饱满、发胀,胜似年轻时代。

2. 老年女性乳房发育的原因是什么

这可能是脂肪沉积的结果,也可能是由于雌激素水平还相当高,卵巢功能虽然丧失,但肾上腺皮质,腹膜后脂肪组织产生了相当多的雌激素,还足以刺激乳腺组织保持增生状态。所以,更年期以后的妇女还可能出现腺体退化不全,不过发病率比中年妇女低。

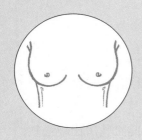

第三章
乳房的检查

第一节　乳房的自我检查

　　由于乳腺组织位于体表,很容易通过自我查体早期发现其异常改变。定期的乳腺自我检查,可以增强自我保健意识,提高乳腺癌的早诊率。

1. 为什么要进行乳房的自我检查

　　乳腺癌,我们并不陌生。好莱坞女星安吉丽娜·朱莉切除双侧乳房来预防乳腺癌,我国女星姚贝娜因乳腺癌复发去世,这两则消息的广泛传播,让很多女性朋友们都警惕起来,近乎谈"乳"色变。很多女性摸到自己的乳房有硬块时,会吓得惊慌失措:"我不会得了癌吧?"

　　乳腺癌是女性最常见的恶性肿瘤。多数乳腺癌患者因自己无意中触摸到乳房肿块而去医院就诊。因此养成自我检查的好习惯非常重要。定期作自我检查有助于及早发现乳腺的病变,同时,熟悉自己乳房的正常形态后,也更容易察觉到异常的改变,能及时告诉医生。事实上,90%的硬块都不是乳腺癌,而是常见的良性肿瘤,尽管如此,女性还是不能疏忽大意,如触及乳房肿块应立刻找医生做进一步检查。

2. 什么时间最适合进行乳房的自我检查

建议任何年龄段的女性（甚至男性）每月进行1次乳房的自我检查。

（1）未绝经的成年女性

最佳检查时间应在每月月经结束后2～3天，因为此时乳房比较松软，易于发现病变。

（2）处于孕期及哺乳期的女性

选择每个月固定一天做自我检查。

（3）已绝经或月经不规则的女性

需要做不间断的乳房自我检查，为方便记忆，可定每个月份的第一天做自我检查。

（4）曾接受乳房切除手术的女性

请参照上述3条，根据不同的生理情况，每月检查未切除一侧的乳房。

3. 乳房的自我检查有哪些步骤

乳房的自我检查，主要包括视查和触查两种，简而言之就是"看"和"摸"。

（1）视查——"看"

1）怎么看：站在镜子前，用以下3种姿势看乳房，从左到右、正面对镜反复看（图3-1）。

2）看什么：① 形态：一般来说，两侧乳房的大小可能不完全一样，但一侧乳房突然性地增大需引起重视。② 皮肤：有无皮疹、发红、脱屑、皮肤皱缩、酒窝征、橘皮样改变等。③ 乳头：有无乳头回缩、乳头溢液。④ 静脉：两侧相比较，看有无一侧乳房静脉有明显的增粗或增多。

（2）触查——"摸"

1）检查姿势：平卧检查，待检查侧上肢举过头放于枕上，使乳房尽可能平坦。用折叠的毛巾或枕头垫于肩下或背部，可能更为方便。

2）手法：用对侧手3指（示指，中指，环指）指腹缓慢稳定、以小圈状原地触查，然后缓缓逐渐移动（图3-2）。移动时，手指每次只移动一点点，

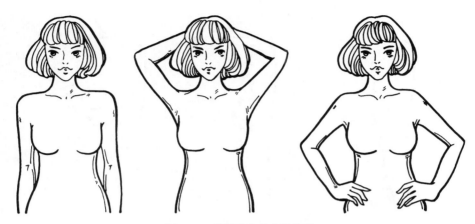

图3-1　观察乳房的3种姿势

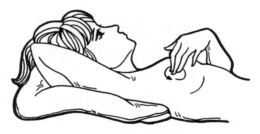

图3-2　平卧触查手法

也就是说圈状触查的范围必须是重叠的(请注意是敏感的指腹,而不是指尖)。

3)触查的范围:上至锁骨下方、中至胸骨中线、下至肋骨下缘,边上至腋下及体侧,每一个地方都要触查到。

4)触查的方向:在待查侧乳房作顺或逆向逐渐移动检查,从乳房外围起至少3圈,直至乳头。也可采用上下或放射状方向检查,但应注意不要遗漏任何部位。同时一并检查腋下淋巴结有无肿大。不要漏掉乳头。最后,用拇指和示指,轻捏乳头,看看是否有异常分泌物。

5)触查的力度:可以由轻到稍重,以无压痛感为准。

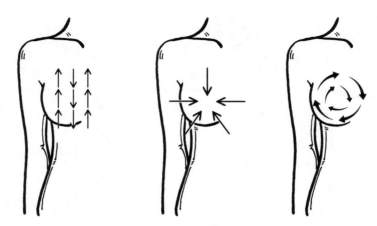

图3-3　平卧触查方向

4.如果自我检查发现乳房肿块怎么办

如果发现乳房有肿块，应立即找医生检查，只有医生才能在检查中分辨出肿瘤是良性还是恶性。

其次，不必惊慌，因为90%的肿块都是良性病变。只需联系医生，并在进一步检查中得以确诊。

另外，在经期前很多女性朋友都会感到乳房明显的改变，如胀痛或是摸到硬块，这是正常的生理反应，当经期结束，胀痛和硬块会自动消失。这也是把乳房自检的时间选择在月经结束后2～3天的原因。

第二节　乳房的辅助检查

1.常用的乳房辅助检查方法有哪些

虽然自我检查和医生触诊是最方便、最直接的检查方法，但有些肿块较小、位置较深，手很难触及，或是一些早期乳腺癌尚未形成肿块，无法通过双手进行判断。因此还需要结合乳房的辅助检查方法。目前常用的有乳腺超声（B超）、钼靶摄片检查、磁共振成像检查、乳管镜检查、穿刺活检等。

每一种检查都各有其特点，有其适应证，医生会根据患者的症状表现等做出适当的选择。概括而言，乳腺钼靶X线摄片的优点是擅长发现乳房内的肿块、钙化影。超声检查的优点是无创、便捷、廉价，且适用人群广泛。磁共振成像检查是软组织分辨率最高的影像学检查手段，一般适合乳腺癌高危患者或腺体致密者。乳管镜则是一种微小的内窥镜，能直接观察病变的乳管，更加方便发现乳管内的微小病变，乳头溢液患者常常选择该检查。PET/CT使PET的功能代谢显像与螺旋CT的结构显像融于一体，对病灶进行定性的同时还能准确定位，主要用于探测淋巴结转移灶及远处转移情况。检查种类虽多，却各有其优点及不足，所以临床中需要专科医生结合患者的病情、基础情况等合理选择使用。

2. 什么是BI-RADS分类

看了以上洋洋洒洒的一段文字，非医学专业的朋友可能无法完全理解，也不想深究医生的专业术语，但又想知道自己的诊断是什么意思，那就看BI-RADS分类。

其实几年以前医生们也在纠结于各类放射科医生用的术语，连医生也苦恼于别的医生给出的影像学描述，就像大家各说方言，鸡同鸭讲，为了相互沟通，就似普通话成为官方语言一样，BI-RADS就是这个乳腺影像学报告中的官方语言。因此这也是大家了解乳腺影响报告的一个捷径，掌握一条，心中明了。

乳腺影像报告和数据系统（Breast Imaging Reporting and Data System，BI-RADS）由美国放射学会（American College of Radiology，ACR）制定，目的是为了使乳腺病灶特征术语和报告术语标准化，降低乳腺影像解读中出现的混淆（表3-1），用于描述超声、钼靶、磁共振成像的诊断类别。

表3-1　BI-RADS分类的意义

BI-RADS分类	意　义	检查项目
0	评估不完全(不明确到底是什么)	进一步影像学检查,寻求医生帮助,等待确诊
1	阴性结果	1年内定期检查
2	良性发现	1年内定期检查
3	可能良性发现,有极低恶性可能(恶性的概率小于2%)	6个月回医院复查1次;后续处理遵医嘱
4	可疑恶性病变(恶性的可能性介于2%～95%)。可再继续分成4A、4B、4C	
	① 4A:其恶性的可能性介于2%～10%	活检
	② 4B:其恶性的可能性介于10%～50%	活检(空芯针穿刺或者开放手术或者微创旋切术)。根据病理结果进一步治疗
	③ 4C:更进一步怀疑为恶性,但还未达到5类那样典型的一组病变。其恶性的可能性为50%～95%	活检
5	高度怀疑恶性病变,恶性可能性≥95%	活检
6	明确恶性病变(已经有活检结果)	联系医生,等待治疗

3. 什么是乳腺钼靶X线摄片,检查时有什么注意事项

这是一种利用X线来检查乳腺组织的方法。它通常有两个视角,一个是把单个乳房上下挤压拍摄一个头脚位(也就是俯视照),还有一个则是将乳房内外挤压拍摄一个侧位。一般摄影过程会让被检查者站在乳腺机前,技术员会将乳房放置在托板上,压迫板缓慢压迫、展平乳房,最后曝光。

乳腺钼靶X线摄片的优点是擅长发现乳房内的肿块、钙化影,主要用于筛查发现乳腺异常改变、随诊良性病变和诊断恶性病变等。是欧美女性首选的检查方法,但对于亚洲女性而言,尤其是年轻女性,乳房的腺体成分多,

脂肪成分少,也就是密度较大,X线不易穿透,检查效果可能不好。

检查时的注意事项:

1)穿戴合适的衣裤。

2)检查时必须完全脱去上衣及装饰物。

3)优质的摄片效果离不开良好的乳腺组织压迫。为了能清楚呈现深部组织的影像,减少辐射剂量,技术人员会尽量压扁乳房。压迫会导致压力感或疼痛,但每次压迫时间一般不超过1分钟(绝大多数人都可忍受),这能及早发现病灶,甚至挽救生命。因此,请消除紧张情绪。

4)完全放松的身体可以缓解压迫带来的不适感。

5)摄片时请保持身体静止,直至压迫解除。

6)请尽量避开月经前3~5天。

4. 乳腺钼靶X线摄片有辐射危害吗

有患者担心钼靶摄片会造成辐射危害,实际上一次检查的射线剂量 <0.01 Gy(戈瑞),其致癌危险性接近于自然发病率,也就是说这点辐射不增加致癌风险,因此完全不必担心辐射的致癌问题。加拿大的一个研究显示一次数字化乳腺X线片检查平均每侧乳腺组织吸收剂量为3.7 mGy(毫戈瑞),我国妇女相对于西方女性乳房小,检查所接受的辐射剂量也较小,平均每侧乳腺组织吸收剂量约为2.5 mGy。

事实上我们一直生活在天然辐射环境中,如宇宙射线、室内外地表层的 γ 射线等。据联合国原子辐射效应科学委员会推算,一次数字化乳腺X线摄影检查的辐射剂量,仅相当于我国人均天然辐射一个半月的剂量。

5. 什么是乳腺超声检查

乳腺超声检查是利用超声仪将超声波发射到乳腺获得声像图,医生根据声像图显示的病灶的大小、形态、轮廓边界、回声类型、内部情况及后方衰减情况等判断病变的性质。患者取仰卧位,探头涂耦合剂后,放在乳房表面,对乳头和外上、外下、内上、内下4个象限以及腋窝进行全面扫描。

超声检查的优点是无创、便捷和廉价,可同时进行乳腺和腋窝淋巴结的检查,适用于各个年龄段的人群,包括妊娠、哺乳期女性。超声检查可对乳房可疑的异常或肿块进行诊断,在我国被越来越多地用于疑诊乳腺病的人群及乳房普查或常规体检。

乳腺超声可分为B型(灰阶超声)、D型(多普勒血流成像)以及E型(弹性成像)。B型超声分辨率高,能检查出大量临床触诊阴性的乳腺病变。D型超声可显示肿块内部及周边的血流信号,对肿块的良恶性判断提供更多的信息。E型超声提供肿块及组织硬度信息的成像模式,为医生提供更多的诊断信息,帮助病变定性的诊断及早期诊断。

6. 乳腺超声报告里常用到的词汇有哪些

很多朋友可能都有这样的经历:拿着做好的乳腺超声诊断报告一筹莫展,回声是什么?囊肿是什么?结构紊乱又是什么意思?钙化又是啥?一张报告单引发一堆疑问。来熟悉一下乳腺超声报告里的词汇。

(1)回声(表3-2)。

表3-2 超声报告中回声的意义

不同灰阶的回声	图像的表现	表达的意思
无回声	图像呈黑色	代表液性区域,囊肿或囊性增生
低回声	呈灰暗水平的回声	增生结节、纤维腺瘤、癌性病灶
强弱相间的回声	灰阶强度呈中等水平	正常乳腺组织
强回声	图像明亮	脂肪瘤病灶、钙化灶

(2)结节、团块

"结节"几乎是超声报告中出现频率最高的术语了,用来形容所发现的"小肿块",它不涉及肿物的良恶性质,也不是疾病的名称。而"团块"则与"结节"相对,用来形容"大肿块"。

（3）边界清楚、边界不清

"边界清楚"或"边界不清"是形容这些"肿块"在图像上是否清晰可辨。一般恶性肿瘤边界不清的可能性较大，但不能说"边界不清"就一定是恶性，或者"边界清楚"就是良性，这还需要结合医生的具体分析。

（4）腺体结构紊乱

多由腺体增生（微观上细胞数量、排列及组织结构的改变）所致，就是常说的"乳腺增生"，当然也不能排除极少数"结构紊乱"是因为局部细胞恶变所致。

（5）囊肿

所谓囊肿，可以理解为薄薄的皮包着水，这在乳腺纤维囊性增生病中较为常见，可以单发，也可以多发。而多数的囊肿是良性、无害的。

（6）钙化

B超所见钙化大多是粗大的钙化，多为良性，可能是乳汁、血管、良性肿瘤内部分物质坏死所形成，在B超上的描述大多是散在点状的、孤立的、大的、圆圆的钙化其实都是良性的钙化，一般不会恶变，也不需治疗。恶性"钙化"则主要表现为细点状沙砾样，呈簇状分布，数目较多，一般B超不能发现细小的恶性的钙化灶，但是如果肿块内有钙化时需要引起重视，哪怕小于35岁的年龄，必要时也可以选择钼靶检查。

（7）乳腺导管扩张

乳腺导管从乳晕呈放射状进入腺体层，通常宽度＜3 mm，哺乳期增宽。超声检查中常常出现乳腺导管扩张的诊断。单纯性导管扩张、乳管炎或导管内肿瘤，均可超声检查出乳腺导管扩张。

（8）囊实性肿块

乳腺囊实性肿块是同时含有囊性成分和实性成分的病变，具有潜在恶性。常规高频超声检查可以方便、快捷、安全地发现乳腺的囊实混合性包块，可以清晰地观察包块的大小、形态、边界、包膜、内部回声、后方回声、彩色血流信号检出率等。

7. 哪些情况需要进行乳腺磁共振成像检查

磁共振成像检查（magnetic resonance imaging，MRI）是软组织分辨率最高的影像检查手段，它的优点是敏感性较高，但同时这也是把双刃剑，有时会因为过于敏感，把良性肿块错判为恶性肿瘤，同时对设备要求高，价格昂贵，检查费时，需静脉注射造影剂。因此一般没有危险因素的人群，不建议做这项检查，而主要作为临床体检，乳腺钼靶检查，或超声检查发现的疑似病例的补充检查措施。对于有乳腺癌家族史等高危因素的女性，可与乳腺钼靶联合进行筛查。适用情况如下：

1）医生通过体检、钼靶和B超检查都无法确诊的病变。使用MRI可以提供更多的信息，为鉴别诊断提供有力的证据。

2）致密型乳腺，尤其是年轻女性。

3）隐匿性乳腺癌。

4）对特殊部位，如高位、深位病灶的显示要优于钼靶及超声，比如深部的乳腺肿瘤，病位较深的脓腔，以及浆细胞性乳腺炎引起的多个脓腔。

5）对乳腺癌多中心多灶性病变的检出、对邻近组织侵犯及腋窝淋巴结转移的观察要优于其他检查方法。

6）做过隆胸术，须观察有无假体渗漏破裂的患者。

7）乳腺癌保乳手术前，浆细胞性乳腺炎患者术前，乳腺癌治疗后疗效的观察，以及新辅助化疗疗效的判定。

8. 哪些情况不能做乳腺磁共振成像检查

一般来说对于带有心脏起搏器等体内金属的患者不适用于这项检查，但目前有些新型的心脏起搏器及所有心脏支架都能与磁共振成像兼容，不受影响，可以进行检查，但最好和相关科室医生确认。同时，不属于扫描区域内的植入金属（如节育环）也仅仅是相对禁忌证，也就是可以检查，但要注意不适反应。最后，过敏体质，尤其是碘过敏者、幽闭恐惧症患者等也不能进行此项精密检查。

9. 什么是乳管镜检查

这是一种微小的内窥镜，能直接观察病变乳管，更方便发现乳管内微小病变，并且安全、操作简单、准确率高、并发症少，适用于乳头溢液或溢血的患者。医生通过一系列检查，如怀疑导管内有肿瘤，通常会建议进行乳管镜检查。医生须在检查前确定溢液乳孔位置，因此检查前不要频繁挤乳头部溢液，入镜后可在电脑屏幕看到乳管清晰图像，可以观察到管壁是否毛糙、有无隆起，管腔有无分泌物和狭窄。观察隆起病变的性状、大小、形态、颜色、数量、活动度，然后进行定位、拍照、记录、存档。检查过程一般无明显疼痛，治疗后也无明显疼痛。一般来说，检查结束后次日可以淋浴，但不要重度挤压清洗乳头，并且检查后3天避免乳腺刺激。

10. 什么是PET-CT检查

PET-CT（positron emission tomography，PET）的全称叫正电子发射断层显像/X线计算机体层成像，是目前影像诊断技术中理想的综合性成像检查，一次扫描检查可获得全身PET图像，又可获得相应部位的CT图像，并可将两种信息进行融合，对病灶进行定性的同时还能准确定位。

举个例子：现在有2颗黄豆，一颗是炒熟的，另一颗没炒，2颗颜色一样，你有什么方法鉴别？显然，从颜色、形状、大小、质地、轻重等方面无法将它们区分，但它们是有本质区别的：炒过的黄豆是没有生物活性的，而给予没炒的黄豆适当的温度和水，它会长成豆芽，它是有生物活性的，因此它们的区别在于是否有活性。

简单地说，PET-CT可以检查出不同病灶的代谢活性，从而为鉴别诊断提供重要信息。它的优势主要体现在：① 无症状性乳腺癌患者的早期诊断。② 对远处转移探测有优势，可精确、灵敏地探测淋巴结转移灶，以及远处转移情况。③ 预测乳腺癌预后及治疗疗效观察，监测化疗反应。④ 对于转移到乳腺的恶性肿瘤的原发灶探查。

11. 什么是乳腺细针穿刺检查

乳腺细针穿刺检查属乳腺细胞学检查,其对深部病变的诊断价值较大。用5～10 mL的普通注射器,接上6～8号针头,对临床诊断不明的乳腺肿块或肿大的淋巴结进行穿刺,然后用负压吸取细胞,将细胞涂于载玻片上,请细胞病理学家进行诊断,上述的这个过程我们称为乳腺细针穿刺细胞学检查。乳腺细针穿刺得到的组织量较少,所以适用于细胞学检查。

12. 什么是乳腺粗针穿刺检查

粗针穿刺检查借助于空芯针对乳腺的病灶进行穿刺,取出部分组织进行检查。粗针穿刺是相对于细针而言,两者的主要区别就在于针头的直径不一样,粗针直径较大,可以得到圆柱状的组织,用于组织学检查,可以区分原位癌和浸润癌,提供很多预后指标的检测,如雌孕激素受体含量、*BRCA1*及 *BRCA2* 基因的表达、P53含量、Her-2等,从而有利于术前全面评估,制订最合理的治疗方案。这种检查减少了不必要的手术活检,降低了手术相关并发症的发生率,也降低了医疗成本。

13. 乳腺针吸穿刺检查会引起肿瘤播散吗

癌细胞能否形成转移灶和扩散取决于癌细胞本身的活力、人体自身的抵抗力及癌细胞所到之处的组织状况等。大部分癌细胞在从肿瘤组织上脱落后不久就死亡了,仅有少数幸存。幸存的癌细胞还必须逃脱人体免疫系统的"搜捕",再遇上适合生存的"土壤"才可能生长。不管是细针穿刺还是粗针穿刺都仅是从肿块中抽取少量癌细胞或者组织做检查,不会造成癌细胞扩散,但是针吸后一旦诊断为乳腺癌,就应尽快行乳腺癌手术或进行术前化疗,以取得满意的治疗效果。

14. 什么是乳腺微创旋切活检手术

美国强生公司于1999年研制成功并推出了Mammotone真空辅助乳腺

微创旋切系统，该系统包括真空抽吸泵和旋切刀，刀头由套管构成，辅以特殊的传送装置，固定外套，通过内套针的进退将切取标本抽吸出体外，可进行重复切割，获得满意的组织样本，进行病理学诊断。这种手术在超声成像下完成，手术医生能实时了解病灶是否被完全切除，也不受患者乳房大小或乳腺病灶紧贴胸壁等特殊条件的限制。

这一检查优点主要体现在：精确定位，准确切除病灶；切口微小，美容效果好；独特的空心穿刺针设计，手术全程只穿刺1次，避免重复多次穿刺导致的肿瘤细胞脱落的针道转移；对可疑恶性的微小病灶的活检可取得大而连续的标本，取材准确性高，病理确诊率高，超声引导下乳腺微创旋切活检更可以快速地确诊乳腺不可触及病灶（Nonplapable Bereast Lesion，NPBL），降低乳腺癌漏诊率；感染率低、更经济；对于术中出血可以进行负压吸出，减少了血肿的发生。

15. 什么是切除活检手术

切除活检术，是传统的开放式手术，该活检操作简单，且可以获取全部病变组织进行病理学检查，遗漏的可能性进一步降低。对于良性肿块，切除活检在明确诊断的同时还起到了治疗的作用，但是病理诊断是术中冰冻病理学检查，需要等待，且部分肿块冰冻切片并不能明确，需要进一步石蜡病理的结果，可能患者需要二次手术。

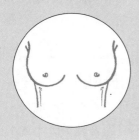

第四章
孕产期乳房常见问题

第一节　孕期乳房常见问题

1. 为什么孕期会出现乳房胀痛和乳晕颜色加深

孕期受激素水平变化影响,乳腺组织会进一步生长发育,局部血液供应增加,所以乳房会增大、疼痛。乳头、乳晕颜色加深也是激素在变化,属生理变化,乳头颜色的加深有利于只有黑白视力的新生儿找到专属于他的"粮仓"。对于增大、疼痛的乳房,建议及时更换内衣尺寸,选择有一定支撑作用、透气性好的文胸,一般来说,文胸大小应该是:穿好后与乳房皮肤间剩余一指宽的空间。

科学、适当地按摩乳房,可以促进局部血液循环,减轻疼痛或不适感。

具体做法(图4-1):温热的毛巾(40～50℃)热敷乳房3～5分钟后,手涂润滑剂(橄榄油、宝宝润肤露等无害无刺激物质)减少摩擦,双手放于同侧乳房外侧,拇指与其余4指分开,拇指放于乳房外上方,其余4指并拢放于乳房下方,向内上稍用力挤压数次;以乳房外侧—下方—内侧的顺序轻柔地摩擦,使局部稍稍发热,增加血液循环;一手托起乳房,另一手3指(示指、中指、环指)指腹顺或逆时针打圈圈按摩胀痛明显的局部3分钟左右,力量以舒适为宜;最后由乳根部向乳头部轻推,放射状聚拢完成一圈。任何一步力量都不可太大,请温柔地对待乳房,如果引起宫缩请立即停止按摩。

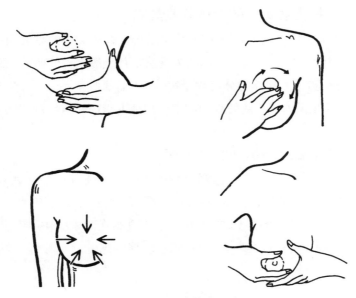

图4-1 乳房按摩手法

孕中晚期,妈妈们可能还会自觉背部不适,牵扯至乳房,采取放松性的肩、背部按摩,可缓解脊柱压力,改善乳房不适。

乳头乳晕颜色的加深可在产后逐步恢复,若不能完全恢复,可以求助专业的美容医师。

2. 孕期乳头上很"脏"怎么办

乳晕处突起的颗粒是蒙哥马利腺,分泌油脂性物质覆盖在皮肤表面,看上去很"脏",实际上起着润滑和保护乳头的作用,且与羊水味道相同,使新生儿凭着这熟悉的味道能找到妈妈的乳房,顺利实现母乳喂养。

这些分泌物易在乳头处形成结痂,应用温水拭除,忌用肥皂或乙醇清洗乳头,以避免除去正常分泌的油脂使其过于干燥,发生皲裂,不利于产后母乳喂养。若分泌物量多且结成硬痂,建议涂些植物油(如橄榄油)软化后再温水清洗。

3. 孕期乳头挤出淡黄色的液体要收集吗

怀孕18周左右开始,部分妈妈乳头会挤出一种淡黄色的黏液,有些孕产机构也称这个为"初乳",有些妈妈认为既然是黄金般珍贵的初乳,那是不是要收集起来?实际上这样的分泌物量很少,不需要收集,也没法收集,真正的初乳是产后几天内产生的较少的因富含胡萝卜素而略黄、较稠厚的乳汁。

4. 为什么怀孕后腋下出现胀、硬、痛

如果有这样的不适,建议至专科就诊。这个涨、硬、痛的"东西"可能是副乳腺。副乳多出现在腋下,有些会在腹部,甚至腹股沟处,有些人的副乳还会有乳头。怀孕期,乳腺会增大、疼痛。副乳腺在激素的作用下俨然也在做着迎接宝宝的准备,也会增大,出现涨、硬、痛等感觉。

第二节 哺乳期乳房常见问题

1. 乳汁是如何产生的

妈妈生完宝宝,就能有乳汁分泌,这看似天经地义的事情,其实包含着复杂的机制。

（1）发育完善的乳腺

乳汁的分泌首先要具备发育完善的乳腺,孕期乳腺虽然发育完善,但并不泌乳,因为直接引起泌乳的主要是催乳素,孕期大量的雌激素及黄体酮对催乳素受体有阻抑作用,同时对垂体分泌催乳素也有抑制作用。分娩后雌激素及黄体酮在血中浓度骤降,消除了上述对催乳素的抑制,所以一般产后1～3天就可分泌丰富的乳汁。

（2）激素的调控

乳汁产生涉及的激素远不止催乳素。由垂体分泌的有生长激素、催乳

素、促甲状腺激素、促肾上腺皮质激素、促性腺激素即促卵泡素（FSH）及促黄体生成素（LH），这些激素对泌乳都起着直接或间接的作用。

（3）婴儿的吮吸

乳头部有着丰富的神经分布，婴儿吮吸时，神经冲动传入下丘脑，会使催乳素释放，促进因子活性增高，抑制因子活性降低，联合作用促使垂体分泌大量催乳素入血，从而促使乳汁的合成与分泌。

另外，婴儿吮吸时，神经冲动传入下丘脑，反射性引起催产素的分泌和释放。催产素经血液循环迅速到达乳腺，可引起包绕腺泡外壁肌上皮细胞收缩，从而将腺泡中的乳汁挤入导管，迅速到达乳头而射出。引导催产素分泌的神经反射很容易建立，如婴儿的哭声就可能引起泌乳反射，但是也容易被抑制，例如焦急、恐惧、悲伤情绪等，所以哺乳过程中要保持情绪稳定。

（4）母亲的营养状况

既往有研究发现，对比一些发达国家及发展中国家的哺乳母亲，中—重度营养不良时产奶量下降，极度营养不良者停止分泌乳汁。目前的生活条件下，除了减肥或严重挑食者，营养不良者很少，所以不必大补特补。

2. 乳房小产乳就少吗

泌乳主要和腺体相关，而乳房的大小主要和乳房内的脂肪含量相关，所以产乳量并不和乳房大小成正比。乳汁量的多少除与先天的腺体发达程度相关，还和产后的哺乳习惯相关。人体很奇妙，若宝宝给出的"口粮订单"比较大，妈妈就会产生较多的乳汁，相反则较少，以维持供需平衡。也就是说，乳汁的产量和宝宝的吮吸频次相关。

3. 产乳少会遗传吗

很多患者询问，妈妈没有奶水喂我，我也会没奶喂宝宝吗？是否有乳汁产生和乳腺本身、营养、情绪、哺乳方式等有关。母亲遗传给女儿的可能是乳腺的发达程度（不是一定遗传母亲），其他的条件都无遗传相关性。

4. 催乳食材有哪些

有些食材或许真有催乳作用，但所有食材都是辅助性的，并且，即便有用，也还是要乳汁排出后才能有效使乳房不断产生乳汁。食材方面建议荤素搭配，营养均衡，以喜为补。需要强调的是，乳汁是身体液体的一部分，要保证足够量的液体摄入。建议可选花生浆、豆浆、牛奶、酒酿、丝瓜汤、鱼汤或蹄膀汤等作为每天"汤"饮，喝的量控制在500 mL左右。足够多的液体摄入基础上，还要按需规律哺乳，多和宝宝接触，亲吻、抚摸都会使体内催乳素分泌增多，促进乳汁产生。

部分妈妈可能因为产后气血亏虚，或情志不畅等原因造成乳少，可服中药调治。

5. 喝汤后乳房为什么更胀了

曾接诊过一位坐轮椅被推进诊室的剖宫产后1周的患者，症状是"乳房胀，乳汁少，发烧，全身酸痛"。医生提拉其乳头后，乳汁喷射而出，患者自诉乳房一下子"轻松了"，这时患者埋怨身边的老人："我说不能喝汤，你们偏不信，偏觉得是乳汁不够要补……"这种"老人觉得你乳汁少或需要补"的情况临床很常见。目前的生活条件下，营养不良致乳汁产出不足的情况很少，乳汁不畅时饮食要清淡些，因为进补后乳汁量多、稠厚更容易造成乳汁淤积。

6. 产后不泌乳怎么办

产后4～5天就来医院就诊的患者，苦恼大多是"乳房胀得像石头，乳汁却出不来"。

孕期乳房已经开始在为哺育做准备，产后的乳房就像是准备就绪的水库，而打开这个水库阀门的钥匙就是宝宝的吮吸，宝宝是每位妈妈标配的"开奶师"。

产后半小时内就让宝宝和妈妈肌肤接触，妈妈熟悉的心跳声、肌肤温度可以让宝宝找到安全感，当宝宝依偎在妈妈身边时会有吮吸自己嘴唇的动作——吮吸反射，这个时候就让宝宝吮吸乳头，不要通过宝宝有无吞咽声来判断乳汁量是否足，因为初乳量真的很少，双侧加起来能有3～5 mL就非常棒了。哪怕真的没有乳汁，也不要觉得白白让宝宝受累，宝宝吮吸时会刺激新妈妈垂体分泌催乳素和调节催产素，以促进乳汁产生，他们是在为自己制造口粮呢。

因为产程中用药、产程长且艰难、产后出血等造成新妈妈和（或）宝宝疲惫虚弱；产后需要母婴隔离不能产后立即哺乳的，建议新妈妈们模拟宝宝吮吸的动作用手挤出乳汁，以保持对乳房泌乳的有效刺激。

7. 乳头发育不良会影响哺乳吗

请大家要相信生存的力量，人类有哺育自己后代的能力，新生宝宝有极强的觅乳及吮吸本能。

婴儿吮吸时，不仅含住了乳头，还包括部分乳晕，嘴巴挤压乳头、乳晕刺激了泌乳反射，所以乳头发育不良确实可能对哺乳有影响，但不是关键，关键是新妈妈们的信心、耐心及技巧。乳头凹陷者，建议孕6个月开始每天洗澡时提拉乳头7～8次；产后，哺乳前适当按揉让乳晕部柔软，哺乳时要帮助宝宝含入更多的乳晕，这样可以帮助宝宝顺利吃到母乳，给他动力。乳头过小或过短者，建议避免乳房十分充盈紧绷时喂奶，这样会使乳头更难凸出。这样的情形下可按揉乳晕部打开乳窦，排出少量乳汁，让乳晕部柔软后再哺乳。乳头过长者，要让宝宝含住整个乳头及部分乳晕不太现实，但宝宝的嘴巴挤压乳头及少量乳晕时也能激发泌乳反射，喂奶时要让宝宝的嘴巴尽量张大，同时嘴巴紧贴乳房，身体贴近妈妈。

8. 为什么经常奶结

奶结，顾名思义，乳汁结在乳房里出不来。乳汁通过乳腺导管流至乳腺导管开口，在宝宝的吮吸下进入婴儿的口腔。导管、乳汁及开口处的吮吸，是影响奶结形成的主要因素。

吮吸因素,特别好理解,如果宝宝不吸,就像是水龙头没拧开,乳管里的乳汁出不来,自然会奶结。

乳汁因素,也好理解,如果乳汁增厚增稠,管道粗细不变,乳汁自然不容易分泌。如果乳汁中蛋白质和脂肪含量高,就可能造成乳汁稠厚而不易排出。

至于乳管本身,如果过细,或者扭曲,都容易引起乳汁淤积。

还有一点,就是新妈妈们的情绪。中医所讲,女性乳房属胃,乳头属肝。肝气郁结,则气机不利,影响体液的输布,而乳汁也是体液的一种,所以哺乳的过程中,保持心情舒畅是避免反复奶结的重要方面。

9. 乳房结块,吸奶器吸不出,怎么办

吸奶器真乃"双刃剑"也。很多职场妈妈产假结束后只能一边背奶一边工作,似乎吸奶器解决了宝宝不在身边的排乳难题,但是吸奶器一般力量有限,只能吸出乳头周围一圈不远处的乳汁,对于乳房丰满的妈妈们,乳根部常吸力无法到达,易造成乳汁淤积,加大吸力对乳头周围则有损伤。乳房丰满的妈妈们,吸奶器排乳时记得要把乳根部的乳汁向乳头方向推挤。

10. 奶结了,爸爸或者外婆可以帮忙吗

这个问题,大部分人都会认为再正常不过了,宝宝力量小,他们做不好的事,让成人帮忙,似乎理所当然,但实际上,并非如此。

成人,在吸奶这事上,不一定比宝宝厉害。

外婆或者爸爸帮忙的实例中,最终效果都不理想,分析原因可能是随着年龄的增长,成人已经不记得如何吮吸了。婴儿吃奶的时候,不仅仅含住乳头,嘴巴还会包裹住部分乳晕,吮吸动作可以刺激到乳晕处的乳窦,乳窦打开,引起泌乳反射,而成人则一般做不到把部分乳晕也包含在口腔内。也可能是因为成年人有满嘴的牙齿,影响吮吸。也有可能这样做,会一边吸,一

边笑场,嘴巴漏风,不能很好地形成一个封闭的负压环境,从而吸不出。

总而言之,就是爸爸或者外婆帮忙吸奶这事儿,不靠谱!

妈妈们限于结块处皮肤条件不能手法按摩,宝宝又拒绝吮吸,且乳晕水肿不能吸奶器泵乳时,如果条件允许建议找个稍微大点的宝宝来帮忙。实在没招只能成人上阵时,建议清洁口腔后再进行,避免成人口腔内的细菌引起妈妈乳腺感染。

11. 哺乳必须按时吗

"按时哺乳"听着有道理,实则不科学。医生常对患者说,你可以问问外婆或者奶奶,她们那个时候有掐着时间来喂奶吗?

哺乳本不该如此机械。正确的应该是按需哺乳,"需"既是妈妈有需求(乳房有胀奶的感觉),也是宝宝有需求(宝宝饿了)。如此慢慢建立供需平衡,妈妈和宝宝达成默契,哺乳将是件轻松愉快的事。

12. 宝宝不衔乳头或奶瓶怎么办

没有天生不吃乳头的宝宝,一定是事出有因。

部分是由于妈妈乳头凹陷、乳头过小、乳头过大等原因造成;部分是因为乳汁量过少或过多。乳汁过少的妈妈可在哺乳前手法按摩乳房促进乳汁分泌,让宝宝即刻能吮吸到乳汁;乳汁过多,宝宝来不及吞咽的妈妈可在哺乳前适当挤掉部分乳汁,或哺乳时轻掐乳头减缓乳汁排出速度。

如果是由于混合喂养造成了乳头混淆,则需要从修复母婴关系开始纠正,妈妈要增加和宝贝的皮肤接触,要耐心地尝试,不要强迫宝宝吸乳头,还可以配合口腔按压训练(妈妈洗净双手,示指伸入宝宝舌面及两颊分别进行有节奏按压,引导宝宝随着按压进行吮吸,并逐渐放松口腔,使舌头能够伸得更长),切忌在宝宝饥饿状态时纠正乳头混淆问题。

如果是由于宝宝舌系带过短,不能足够伸长舌头,可至专科医生处纠正。

妈妈们重返职场前要让宝宝习惯吃奶瓶,部分敏感的宝宝就是拒绝,看着他们饿着自己真是让人心疼。针对这样的情况有以下几点建议：① 有的宝贝不喜欢冻奶的味道，妈妈们在准备冻奶前，可以将新挤出的乳汁加热至微沸，迅速冷却后再冷冻，以去掉脂肪酶活性，且口感更似鲜奶。② 尝试更换更接近妈妈乳头形态的奶嘴。③ 重返职场前2周锻炼适应奶瓶，每天1～2次。④ 用语言和宝宝商量，其实他们听得懂。⑤ 不在宝宝饥饿的时候训练。⑥ 奶瓶不是必需品，若宝宝坚决拒绝的话，可以根据宝宝的月龄选择其他哺喂用品，如鸭嘴杯。

13. 宝宝吸力弱怎么办

　　绝大部分的宝宝都会使出"吃奶的力气"，但是少数宝宝确实吸力不足，如早产儿或体重偏低儿。建议新妈妈改善哺乳技巧，哺乳前、中按揉推捋乳房帮助宝宝吸奶。实在不行则应用吸奶器或手挤出乳汁喂养宝宝，避免宝宝长期摄入不足营养不良。

　　部分宝宝是因为舌系带过短而无法正常吸到足够多的乳汁。如果妈妈持续的哺乳疼痛，且哺乳姿势正确，宝宝体重上升仍较慢时，要考虑检查舌系带，如果确实过短需要剪开，建议至儿童口腔科就诊，短短几分钟的小手术可以同时解决宝宝吃饭及发声的问题。

14. 宝宝喜欢咬乳头怎么办

　　宝宝咬乳头有可能是因为他费力吮吸后仍得不到自己的"饭"而着急，建议哺乳前可适当提拉乳头，打开乳窦，这样宝宝吮吸就可得到乳汁，自然不会再咬乳头。

　　宝宝长牙的时候也会咬乳头。在长牙的时候，他们的牙床会很难受，要为他们准备磨牙的东西，如磨牙饼干、牙胶等。

　　如果被咬，建议妈妈们要镇定，不要尖叫，否则让宝宝误以为是一种"游戏"，甚至乐此不疲。妈妈应镇定地把乳头先从宝宝的嘴巴里解放出来，如轻按他的下巴，使他的嘴巴张大解除负压，并告诉他妈妈非常疼（他其实是能听懂的),并清洁乳头,如果损伤较大可以适当涂抹金霉素眼膏或青石软膏(龙华医院自制)。

15. 为什么乳头上有"白点"

乳头上出现"白点"一般因为:①宝宝衔乳不当,吮吸力在乳头局部造成负压过大,导致损伤,形成白点(白色的水疱)。②乳汁淤积,哺乳过程中淤积变稠厚甚至如"老酸奶"状的乳汁堵塞于乳管开口处,即形成乳头部白点。建议不要吃过于油腻的食物,纠正宝宝的含乳姿势。已经形成的白点,尽量让宝宝吸通,哺乳前可用温水或植物油浸泡软化,以帮助宝宝顺利吸掉白点;或拿软毛巾蘸温水适当力度擦拭;顽固不除的白点可用无菌注射器针头挑开。

16. 乳头皲裂该如何处理

乳头部末梢神经丰富,乳头皲裂痛彻心扉。乳头皲裂的主要原因是宝宝衔乳不正确,舌头不能很好地裹住更多的乳房,在宝宝吃奶的时候,舌头及上颚会反复摩擦没有到达口腔深部的乳头,这样就容易造成皲裂。正确的哺乳姿势和让宝宝更好地衔住乳头是最好的预防。另外,哺乳结束撤离乳头时不要硬拽,用手轻压宝宝下巴,使他的嘴巴张开解除负压,乳头就可以轻松撤离,这也是有效的预防方法。

如果乳头皲裂已经发生,建议暂停亲喂,可用手或吸奶器按哺乳的频率挤出乳汁,在皲裂的乳头表面涂抹羊脂膏、乳头修复霜、青石软膏、蛋黄油、麻油、橄榄油等帮助修复,待乳头恢复正常后再亲喂。

乳头皲裂同时还合并感染者,可以在医生指导下涂抹含抗生素的药膏,但是注意排乳时要将乳头局部清洁,内衣要干净、全棉、透气,避免局部皲裂后因不洁因素引起感染。

17. 乳房大小不同,是否多喂小的一侧

这是一个很普遍的误区,大部分人认为多喂能让乳房发育增大,实际上

在哺乳期增大的乳房，离乳后会缩小，所以建议哺乳期超过6个月的妈妈们多喂乳房大的那一侧。

18. 妈妈发热后要停止喂奶吗

其实发热是哺乳期妈妈们常见的问题，大多数情况下发热是机体的自我保护，是要通过发热告诉我们身体出现状况。如果发热，首先要明白到底是因为什么，仅是由感冒或其他不会通过乳汁传播的疾病引起了发热，那么妈妈们在没有吃药的情况下仍是可以哺乳的。

乳汁淤积或乳腺炎引起的发热，乳汁颜色、气味是正常的就可以继续哺乳。

如需用药，请告知医生想继续哺乳的情况，并咨询停药后多久可以哺乳。

19. 哺乳期常见用药误区有哪些

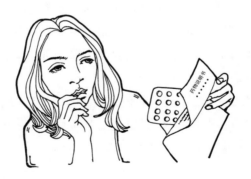

（1）随意停药

曾经因一位进入哺乳期的系统性红斑狼疮患者（病情稳定，以泼尼松和羟氯喹维持治疗）请教正规医院风湿免疫科医生意见，得到的答复是：这样的剂量，不需要停药，可以妊娠及哺乳。

妈妈们不要认为用了药就一定不能哺乳，或者哺乳就一定要停药。对于基础疾病，如糖尿病、高血压、哮喘、红斑狼疮、甲状腺切除术后等疾病，治疗效果需药物维持，随意停药会引起病情反复甚至加重，但维持用药时想母乳喂养宝宝，须先咨询并遵专科医生的意见。

（2）宝宝生病了，妈妈吃药后喂奶

这个似乎正确，但实际却错了。有些妈妈甚至理直气壮地问，这和"宝宝湿疹了，妈妈少吃海鲜、高蛋白质饮食"不是一个道理吗？虽然几乎所有存在于母亲血液中的药物都可进入乳汁，但是药物由母体血浆到乳汁必须通过所谓"血/乳屏障"。药物到达母体后，受酸碱度、蛋白结合率、分子量等影响其进入母体血浆的浓度，而母体血浆的药物再分泌到乳汁，婴儿吮吸吸收，然后到达婴儿的血浆发挥作用，这一系列复杂的转运过程中每一步都可能影响最终婴儿体内的血药浓度。因此，妈妈帮宝宝吃药的做法是不可取的。

（3）生病了，因为要喂宝宝，所以药量减半

这也是错误的做法。生病还要哺乳，可以选择安全的药物，而不应随意减量，减量后可能不但不能治病，反而在帮某些疾病的病因升级呢！

（4）中药没有不良反应，所以吃了也没事

中药，给人纯天然、无毒副反应的印象，而实际上很多中药成分不明，不同个体使用后反应不一，有的可能导致比较严重的后果，所以切忌哺乳期生病后随意以中药偏方治疗，中药的使用须在专业医生指导下进行。

（5）哺乳期很忙，想起来才吃药

确实，家里添个宝宝会很忙碌，妈妈服药也成了想起来才做的事。且不说对妈妈疾病的影响（如糖尿病、高血压等），对宝宝也是不利的，因为药物在体内吸收利用有时间曲线，一般建议哺乳后立即服药，这样下次哺乳前体内药物浓度最低。

（6）坚决不用激素

有的妈妈可能是过敏体质，哺乳期间也被烦扰，如过敏性鼻炎导致喷嚏不断，但是为了正在吃奶的宝宝，坚决不用药，哪怕是外用激素药。而实际

上母体局部用药对婴儿产生的影响要比口服和注射小很多,妈妈们可以在医生的指导下安全使用,症状改善对自己和宝宝都是有好处的。

20. 哺乳期怀孕了还可以继续喂奶吗

有少部分的妈妈在哺乳期发现第二个宝宝悄悄"造访了",这个时候是否继续哺乳是有争议的。编者的观点是回乳,因为怀孕时体内激素的变化会影响乳汁的味道和质量,宝宝的吸乳积极性会降低;并且宝宝的吮吸可增加流产或早产的风险。

21. 乙肝携带者可以喂母乳吗

有位患者向我们倾诉了她的苦恼:"我有小三阳,产科医生说可以母乳喂养宝宝,但是家人反对母乳喂养。"

一项Meta分析纳入了32项研究的5 650例HBV(乙肝病毒)携带母亲分娩的婴儿,其中2 717例婴儿采用母乳喂养,2 933例采用配方奶喂养,纳入的研究中所有婴儿均接种了乙型肝炎疫苗和(或)乙型肝炎免疫球蛋白。结果,与配方奶喂养婴儿相比,母乳喂养婴儿感染HBV的风险无差异。另外,这项分析还对16项研究中具有高HBV传染风险的母亲[HBeAg和(或)HBV-DNA阳性]分娩的婴儿母乳喂养与配方奶喂养HBV感染风险进行了亚组分析,结果发现,采用两种喂养方式的婴儿HBV感染率差异无统计学意义。也有研究发现,HBV携带母亲分娩的婴儿在接种疫苗或联合接种疫苗和乙型肝炎免疫球蛋白后,母乳喂养与配方奶喂养比较,婴儿感染HBV的比例无差异。

也就是说婴儿进行免疫预防后,即使是高传染性的母亲进行母乳喂养,也会大大降低婴儿感染HBV的风险。具体请至产科或传染病科咨询。

22. 有乳腺疾病的妈妈能生二胎并哺乳吗

2015年10月全面开放二胎政策,"二胎"成热门词汇。以往患过乳腺疾病的人，生二胎对疾病是否有影响？还能哺乳吗？这或许是很多人纠结的问题。

（1）急性乳腺炎

患过急性乳腺炎的人，若想生二胎，就去生吧！有急性乳腺炎病史者不代表每次哺乳期都会得乳腺炎，即便有乳头内陷、乳头颈短等先天不利条件，也不是哺乳的禁忌。临床患者有生老大时急性乳腺炎化脓后行切排手术，生二胎因为有经验了，虽偶尔会奶结，但处理得当，有惊无险，喂了17个月都没问题！（见附录1）。

（2）浆细胞（肉芽肿）性乳腺炎

这种疾病治疗周期长，有一定复发率，对患者的身心影响巨大，又多产后2～5年发病。编者认为本病不是怀孕、哺乳的禁忌证，但要选择合适的时机。一般建议治愈后吃中药观察6个月，若无特殊情况，停药3个月后可考虑怀孕。是否可以哺乳请咨询医师，因与此疾病的范围等因素相关。至于孕期、产后是否易复发，目前没有定论，但临床几例都没有因再次怀孕而复发。

（3）纤维腺瘤

不是怀孕的禁忌证，一般建议术后3个月可以考虑怀孕。对哺乳的影响或完全没有，或大，或小。要看以往肿块的位置、大小，手术的方式、涉及的范围等。一般肿块越小，离乳头越远，手术后对哺乳的影响越小。

（4）乳腺增生病

乳腺增生病，这个诊断大多是基于乳房周期性胀痛、乳房内有结节、B超提示乳腺增生而得出，绝大部分并没经过病理活检，严格来说，大多属于周期性的生理性变化，虽然确实会引起不适，但不是影响母乳喂养成功与否。相反，适当的哺乳技巧、顺利进行母乳喂养后，经历激素的作用、复旧，离乳后乳腺增生病会得到改善。

哺乳期的腺体都在"增生"、导管都在"扩张"，为哺乳做准备。无须相信除医生以外的所谓"专家"所说的传言。

（5）乳腺癌

考虑怀孕前要咨询乳腺科及妇产科医生的意见，怀孕前要做好常规检查，排除乳腺癌复发转移。详见第六章。

23. 如何回乳

不管怎样，总有一天宝宝要和妈妈的乳汁说"Byebye"。建议妈妈们决定回乳了就要坚决，不要轻易在宝宝的哭闹中妥协，但是也要讲究方式与方法。

首先，要循序渐进。逐渐地适当延长排乳时间，让乳汁产生逐渐减少，直至不再产生。

回乳的常见食材有：炒麦芽（通常大剂量浓煎方可回奶，如果每天食用量少于30 g，则可能有催乳作用），山楂，茴香，薄荷。民间传说的韭菜，芹菜，豆角等，并无考证。一般来说，酸敛收涩的食材可能有回奶作用，但并非绝对，在回乳的时候不能过分依赖食材。关键是要减少排乳次数，让大脑接受"不需要产这么多"的信息。

如果需要紧急回乳，可至专科医生处寻求帮助。一般会给予溴隐亭口服，少部分人会有恶心、体位性低血压的不良反应，但不会造成下次生产没有乳汁；回乳过程中若乳房胀痛明显，可外敷皮硝，会渗透性吸出乳汁中的水分，减轻胀痛感；不要再刻意排空乳房，实在胀痛可排出少量以减轻胀痛感。

回乳的过程中适当减少接触宝宝。乳头涂抹墨汁、辣椒等"暴力"手段不可取。

24. 如何过渡"断奶焦虑症"

曾遇到过一位"倔强的宝宝"，是11个月大的女宝宝，妈妈因为急性乳腺炎且条件不允许继续哺乳需要回乳，但倔强的小公主虽已能吃辅食，晚上却仍有"奶瘾"，得不到满足就哭闹，打、抓自己的小脸，拿自己的头撞大人，虽然父母已经做好通宵抱她散步的准备,还是架不住她"自残",当晚给予母乳,第二天妈妈心疼地红着眼睛来寻求帮助。

断奶本身是一个极为正常的过程,妈妈们不必反应过度或紧张,应有计划地循序渐进地进行。宝宝在如此情绪下强型离断是不合适的,医生给这位妈妈开了回奶的中药,希望逐渐减少乳汁产生的同时,仍可继续哺乳;断奶期间,妈妈要给宝宝更多关爱,培养宝宝对母乳以外事物的兴趣,合理添加辅食,带宝宝外出或做游戏,调解宝宝的情绪等。

25. 如何预防和应对哺乳后乳房下垂

经常有年轻女性询问,有什么办法能让乳房恢复至哺乳前状态呢? 丰胸产品可以用吗? 其实,孕期就要开始做功课以预防哺乳后乳房变形。

(1) 选对合适的内衣

既要有一定的力量支撑,减轻乳房悬韧带的负担,又不能太紧,避免局部循环障碍而引起疼痛不适、乳汁淤积、乳腺炎。合适的内衣不仅孕期需要,产后同样需要。2015年热播电视剧《北上广不相信眼泪》里饰演女主角的演员曾被指胸部没形,其实是拍摄时她正处于哺乳期,所佩戴的内衣不能起到塑形作用,她本人也曾做出回应。

(2) 适当进行乳房按摩

可有效改善轻微的乳房下垂。

(3) 哺乳期正确喂奶

避免宝宝过多吸吮同一侧乳房的乳汁,不要任宝宝叼着乳头牵拉玩耍,这样会使一侧乳房腺体萎缩更多,或乳房悬韧带因久经牵拉而松弛。

(4) 吃对食物

营养与产后乳房变形息息相关,尽量多吃富含蛋白质的食物,如豆类、牛奶、精肉、虾仁等。产后不要急于节食减肥,长期处于饥饿状态时,机体会动用储备的脂肪和蛋白质来应付,且营养不良会引起腺体组织萎缩,这样乳房体积成分会减少,但骨架成分(结缔组织)并没有减少,乳房自然会下垂。当然,可以通过适当的饮食控制和运动来循序渐进地恢复身材。

（5）哺乳时间不可太长

特别是孕前乳房较小,孕产期乳房增大明显者,悬韧带长期承受地心引力及宝宝(或吸奶器)的吸力,会失去弹性而松弛。一般建议哺乳1年。

（6）适当增强胸肌运动

胸肌是乳房的支撑,锻炼胸肌可增强对乳房的支撑作用,使得视觉上更为挺拔。具体的如扩胸运动、伏地挺身、贴地飞翔、哑铃运动等,可以网上搜索动作视频,但要提醒的是要量力而行,循序渐进。

（7）丰胸产品

虽然尚无证据反对一定有害,但仍不推荐。某些涂抹或吞服的药物能丰胸的话,或许会含有激素,谨慎为宜。

26. 有没有哺乳期体质处方

作为一名中医乳腺科医生,常被问:"我这个情况吃点什么好?"俗语说病要"三分治,七分养",虽不至"甲之玫瑰,乙之砒霜",但并不是别人吃着有效果的处方同样适合你,因为每个人的体质不同。

（1）乳汁通畅,但量少质稀色淡,伴见倦怠乏力,面色淡白无华,食欲缺乏,多梦等(气血两虚)。

1）黄芪当归排骨汤:排骨250 g,当归、黄芪约30 g;将排骨余水后洗净加清水、黄芪、当归、姜、黄酒煮约40分钟即可食用,食前加少许盐。

2）猪蹄黄豆汤:猪蹄两只,黄豆100 g。将猪蹄洗净,剁成小块,余水后洗净。黄豆洗净,加水1 000 mL,用小火煮2小时,放入猪蹄烧开,改用微火烧至黄豆、猪蹄均已酥烂,再加精盐即可。

（2）乳汁量少,质稀色白,产妇面色苍白,怕冷或四肢冰冷,口淡不渴,尿频量多(阳虚质),可选用当归炖鸡汤、鸡蛋牛奶酒酿圆子汤、桂圆猪肚鸡等温补的饮食。

（3）乳汁排出不畅，质稠色黄，乳房轻微胀痛，伴见心烦易怒，情绪抑郁（气郁质），可选玫瑰佛手水铺蛋：玫瑰花数朵，佛手片少许，加水煮沸后打入鸡蛋，待蛋液凝固后即可食用。

（4）乳汁排出不畅，乳房结块胀痛，乳房部皮肤红或微红，伴见口干或口苦，大便干硬或便秘，尿量少色黄味臭或痔疮等症（胃热质），忌食滋补催乳的饮食，多食丝瓜、冬瓜、莲藕、苹果、葡萄柚、哈密瓜等性平或偏凉的蔬果。

再次强调，哺乳期食物以喜为补，忌食辛辣刺激，少食油腻，很多时候是"你妈妈（婆婆）觉得你虚"，实际上完全不需要吃那么多的脂肪给自己制造麻烦。祝愿妈妈们哺乳、身材两样皆可得。

27. 孕产期该选择什么样的文胸

孕产期乳房增大，加重了悬韧带的负担，需要合适的文胸给予支持以减少哺乳后乳房下垂的概率。建议轻薄、透气、柔软的纯棉材质；肩带要宽，承重力强且可减少肩部压强；杯罩不要过紧或过松，过紧可能造成乳汁淤积，乳房胀痛，过松则达不到承重的效果；杯底要宽边且有弹性，避免腋下和背部累出赘肉；哺乳口设计合理，可以根据不同的哺乳环境多备几款；学会正确的佩戴方式。

28. 什么是"残乳"

顾名思义，残留在乳房内的乳汁称为"残乳"。乳汁是在腺泡产生的，一般离乳头位置较远，它能排出乳房需要通过乳腺导管这个引流的管道，回乳后，会有一部分乳汁不能完全排出，随着时间的推移会被自身慢慢吸收，这是哺乳动物本身就具备的能力，但是请注意，这个自我吸收的过程需要时间，并且有个体间的差异，所以，回乳后1～2年内，轻挤乳头仍有较稠厚乳汁的妈妈们，排除器质性疾病以后，无须多虑。很多商家建议排的"残乳"实际上就是残存于乳房内的尚未被完全吸收掉的乳汁。

29."残乳"要排吗

虽然没有大样本的数据,但是门诊所见浆细胞(肉芽肿)性乳腺炎确有增多之势,莫非真的和残乳有关? 我们请教了多位具有丰富临床经验的专家,一致认为没有必要特意排残乳,相反,排残乳过程中,过度的挤压按摩反而是一种损伤。

(1)"排残乳"可能是浆细胞性乳腺炎的诱因

浆细胞性乳腺炎并非细菌性炎症,而是由于一定的原因引起导管内分泌物的产生过多或排泄不畅,造成堆积过多,在某些诱因下乳腺导管破裂,分泌物外泄至周围乳腺组织而引起的炎性反应。回乳后,尤其是强制性回乳后,乳腺导管内会存积一部分乳汁,随着时间的推移,乳汁的水分先被吸收,因而所谓的残乳实际上是未被吸收但量较少的稠厚乳汁,若强行按摩挤压,可能导致乳腺导管破裂,从而使得导管内的"残乳"外泄,引起炎性反应,即浆细胞性乳腺炎。

(2)强行排残乳的危害

目前,具体操作"排残乳"的人水平良莠不齐,很多人并没有乳房解剖相关知识,只是经过简单培训,操作时候往往使蛮力,造成皮下水肿、血肿等。

(3)影响回乳

乳汁的产生到排出,包括一系列的神经反馈过程。如果按摩刺激过多,会诱导乳汁产生,反而不利回乳。此外,有些妈妈回乳后数年仍时有乳汁溢出,追问病史往往有小孩抓玩乳房的习惯。

另外,如果乳房内存有肿瘤(包括良、恶性),都不可用力按揉,有可能带来肿瘤扩散、肿瘤周围水肿等伤害。

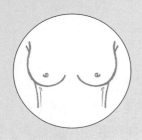

第五章
乳房的炎性疾病

第一节 急性乳腺炎

1. 什么是急性乳腺炎

急性乳腺炎是致病菌侵入乳腺并在其中生长繁殖所引起的急性化脓性感染，多发生在哺乳期，好发于初产妇。典型的临床表现包括乳房疼痛、局部皮肤发烫、红肿等，进一步发展，可触及较明显的结块，触痛明显，同时可出现发热、全身酸痛和乏力等症状；如果治疗措施不及时或不当，病情可进一步加重，局部组织发生坏死、液化，形成乳腺脓肿。

2. 急性乳腺炎的发病原因有哪些

目前认为主要有3方面原因诱发急性乳腺炎。

（1）乳汁淤积

乳汁淤积是导致该病发生的首要因素。有些妈妈自身乳汁量较多，哺乳不当造成乳汁淤积；有些则是因为初产后发奶食物吃得过多，不能很好地掌握宝宝的奶水量和乳汁量的平衡关系，造成乳汁淤积；有些妈妈先天乳头内陷或乳头颈短，妨碍乳汁排出；还有的是因为母婴隔离导致儿童不能及时吮吸。乳汁富含丰富的营养，对细菌来说就是一个完美的培养液，为细菌的生长繁殖提供温床。

（2）细菌

细菌是急性乳腺炎必不可少的条件，多为金黄色葡萄球菌和白色葡萄球菌，以金黄色葡萄球菌为主。部分妈妈如果乳房部长期潮湿，护理清洗不当，或者内衣更换不及时、清洗不正确都容易滋生细菌。细菌经乳头输乳管开口入侵乳房，遇到淤积的乳汁，在腺体内逐渐形成变质的积乳，长期繁殖，引起乳腺炎和化脓。有些宝宝含乳头而睡，婴儿口腔内可能含有细菌，长期吮吸乳头入睡可能造成细菌沿着乳管口侵入内部腺体小叶，蔓延至整个或一支乳管，继而扩散至乳腺间质引起感染。

（3）乳头及乳晕部皮肤损伤

细菌可通过破损的皮肤进入乳腺，同时，因为乳头破碎、疼痛，使得妈妈们拒绝哺乳，也会造成乳汁淤积。

3. 哺乳期经常发热，一定是急性乳腺炎在作怪吗

很多哺乳期妈妈来医院就诊，第一句话便是"医生，我发热了"，而通常乳腺科医生会询问乳房有何不适。哺乳期急性乳腺炎的确是引起发热的原因之一，但不是哺乳期发热都是急性乳腺炎引起的。如果哺乳期妈妈的乳房没有结块、红肿、疼痛等症状，且乳汁排出通畅，一般不考虑急性乳腺炎引起发热。为了排除急性乳腺炎，可以查乳房B超，得到的提示通常是：正常哺乳期乳腺组织，并未看到乳腺炎症、积乳囊肿或化脓等表现。

那么，哺乳期发热还可能会和什么有关系呢？结合患者具体症状，若鼻塞、咽痛、咳嗽等，可能存有上呼吸道感染；若尿频、尿急等，可能存有泌尿系统感染；若恶露不净，侧切口、剖宫产切口疼痛等，可能存有排除生殖系统感染。

4. 哺乳期乳房都是硬块，一定是急性乳腺炎吗

哺乳期乳房内部，乳腺腺泡在人体相关激素的调节作用下会分泌乳汁，

乳汁经腺泡积聚至末梢导管，并向大导管流动和积聚。所以哺乳期女性乳房的触感可能随乳汁积聚时间长短而不同，如2个小时以上未排乳，乳房可能有胀满感，触摸还似乎有结块，这其实属于生理性胀奶，哺乳后疼痛、结块可消失，不必过分紧张。当然，如果新手妈妈不能确定自己的不适是否由生理性胀奶所引起，可以至专科医生处寻求帮助。

5. 哺乳期反复乳房疼痛是因为乳房有炎症吗

哺乳期乳房内部腺泡充满乳汁时会有一定的胀痛感，部分妈妈对胀奶很敏感，会出现针扎一样的刺痛，属于生理现象，并不是炎症的表现，若不放心可至专科医生处就诊，排除急性乳腺炎。

6. 急性乳腺炎需要做哪些检查

除了急性乳腺炎的临床症状外，诊断急性乳腺炎，常会选择以下检查：① 血常规，初期可有静脉血白细胞计数偏高或正常，中性粒细胞百分比偏高或正常。化脓期且伴有发热的患者通常白细胞偏高明显。② 乳房B超检查，常提示哺乳期改变、乳汁淤积，或乳腺炎症性改变，部分结块时间较长的患者在行B超检查时可发现有不均质的无回声区，或液性暗区，提示有积乳或成脓改变。③ 必要时可行乳房诊断性穿刺抽吸，如果在超声提示的液性暗区穿刺出脓液，可提示乳腺炎已成脓。④ 细菌培养，脓液或乳汁培养出某些细菌生长，也是诊断该病的依据。

7. 急性乳腺炎什么时候需要使用抗生素治疗

如果患者伴有明显发热，体温高于39℃时，血常规检查有白细胞升高时，可选择合适的抗生素来进行治疗。

抗生素的选择上，若使用青霉素，首先要做皮试反应，无过敏反应者才可使用。青霉素过敏的患者可选用第一、第二代头孢菌素，对于有青霉素过敏的患者，应用前也须行头孢皮试。大环内酯类药物，也可酌情选用。

8. 急性乳腺炎使用了抗生素还能继续哺乳吗

2006年美国第12版《药物与母乳喂养》一书中提到，只要乳汁中药物浓度是母体血液中药物浓度的1/10，即属安全，但因临床中的诸多不可控因素，很难于个体上测量乳汁中的药物浓度。因此，常根据药物血清中的浓度的时限性，来推算乳汁中的药物浓度。一般认为：在最后一次给药的5个半衰期后，血药浓度可下降至3%左右，此时血浆中仅有微量药物残留；乳汁中药物浓度也极低。故建议最后一次给药5个半衰期后恢复哺乳（半衰期时间可参考药品说明书）。

在哺乳期常用的抗生素中青霉素类：包括青霉素、新霉素、氨苄西林等这类抗生素一般很少进入乳汁，对哺乳儿影响极小，但其过敏反应比较常见，应用前要皮试。另一常用的头孢菌素类抗生素在乳汁内含量也极低，对乳儿基本无害，可安全使用，常用于因革兰阳性菌引起的感染，例如急性支气管炎、肺炎、皮肤化脓性感染等。建议听从专科医生的建议。

9. 急性乳腺炎有高热者怎样选择退热药

体温39℃以上的妈妈们，可以考虑使用解热镇痛药物。对乙酰氨基酚（商品名有泰诺、日夜百服宁、扑热息痛、泰诺林等），由于极少分泌到乳汁中，常规剂量口服时对婴儿没有危害。新生儿可通过氢硫化物旁路结合代谢途径，代谢大多数对乙酰氨基酚，可避免婴儿因肝功能不成熟而中毒。且该类药物半衰期较短，可于较短的时间内被代谢消除，无须长时间停止哺乳，因此哺乳期妈妈们可以放心地使用。其次，布洛芬（商品名有美林、芬必得等）属于非甾体类抗炎药，目前尚无对母乳喂养儿不利影响的报道。此类退热药在使用时间上有要求，一般建议妈妈们哺乳后立即服药，这样与下次哺乳前存有一定的时间间隙，大部分药物已被代谢，母体血浆药物浓度尽量低些。

10. 中医如何认识急性乳腺炎

急性乳腺炎的中医病名为"乳痈"。中医认为，人体有十二经络贯穿濡养全身。其中乳头属足厥阴肝经,乳房属足阳明胃经。由此可见,乳房的功能与肝、胃、冲任二脉息息相关。

肝主疏泄,能调节乳汁的分泌。妈妈们如果精神紧张,愤怒忧郁,饮食肥厚,滋补过甚,可引起肝胃失和,乳络不通,乳头堵塞,排乳不畅,酿成乳痈。

乳头或乳晕处有皮肤破损,外来之邪侵袭;或婴儿含乳而睡,口气焮热,热气鼻风吹入乳孔;产后体虚,感受风邪客热,蕴积肝胃之络,致乳汁淤积而为乳痈。

急性乳腺炎西医治疗多选择针对全身发热、局部疼痛等症状进行处理,使用抗生素、退热药物等是其早期主要治疗手段。该病中医药治疗手段相对较多,如中药口服、外敷、推拿、手法排乳、针灸等各类操作,均可在解决乳房局部问题的同时达到全身治疗的效果。目前已有越来越多的急性乳腺炎患者早期寻求中医药治疗,疗效较好,降低了手术的概率。

11. 急性乳腺炎"初期"该如何治疗

急性乳腺炎"初期",即发病早期,常见乳房局部肿胀疼痛,乳汁排出不畅,或有结块,或皮肤微红、微热。部分伴恶寒发热,头痛,关节酸痛等症状。以"消、通"为主要治疗原则,简单理解即:通乳汁、消结块。中医在治疗急性乳腺炎初期阶段,疗效颇佳。早期治疗,通过中医药的内服和外用治疗争取结块消散。不论中药内服或外用均有着独到的优势——不影响哺乳。具体如下。

（1）通乳汁

"保持乳汁通畅"是初期急性乳腺炎的治疗关键点。乳汁淤积在乳房里即可能会有结块、发热、局部色红等症状。初期提倡按需哺乳,宝宝饿了就喂,不要拘泥于时间,但是在自身乳汁分泌较多或宝宝食量较少的时候,多余的乳汁也要通过吸奶器或手法排乳等方式排出体外,没有明显的奶涨感即可,不必刻意追求排空乳房。值得注意的是,对于新手妈妈们,产后即要逐步寻找到自身饮食量、产奶量、宝宝食量三者的平衡点。中药口服疏通乳汁在此期有较为明显的疗效。

（2）消结块

可选择通乳散结的中药口服辅助外用膏药治疗。初期结块疼痛，皮肤不红或微红，伴有乳汁排出不畅，全身症状不明显或仅有发热怕冷、头痛等不适；此期医生用药治疗以疏肝清热，通乳消肿为主。常用药物为柴胡、全瓜蒌、牛蒡子、黄芩、蒲公英、丝瓜络、路路通、王不留行加减；结块偏硬者加丹参、鹿角片；疼痛明显者加延胡索、郁金、合欢皮；产后恶露不尽加当归、益母草；伴有发热者予石膏、知母；口渴明显者加芦根，天花粉等。常用的外用膏药有金黄膏、冲和膏、青黛膏等。

12. 急性乳腺炎"成脓期"该如何治疗

急性乳腺炎"初期"若没有得到很好的治疗，进一步发展可能形成乳腺脓肿，即到达成脓期。这个时期的典型表现为：乳痛加剧，胀痛、刺痛，局部出现跳痛（即小鸡啄米样的感觉），皮肤泛红或结块部某一处局部皮肤色红或紫暗，质地变软，像触摸软柿子的感觉。若脓肿位置较深、乳房比较丰满，可通过B超检查判断局部是否有脓腔形成，也可清楚地看到脓肿深度、范围。部分患者伴有腋下淋巴结肿大、发热、关节酸痛等症状。一般建议根据脓肿的范围和深度，可以选择行切开引流或穿刺脓肿抽吸治疗。

化脓性乳腺炎患者行切开排脓后有疼痛缓解明显、脓液清除彻底、不宜复发等优势。通常情况下切开排脓要配合回乳，以防止乳汁从切排口流出、形成奶漏，从而导致疮口久不愈合等情况。选择药物回乳后双乳不能再行哺乳。少数患者可根据乳房B超所提示脓肿的部位和深度等指标，选择患侧切开排脓，对侧仍继续哺乳，但必须由专业且有足够经验的乳腺科医生指导操作。

注射器穿刺抽吸法适用于脓肿液化比较完全者，即B超检查可见无回声区。相对来说，脓肿范围局限且浅表、局部皮软不明显的患者采用该法更为适合。该方法通常配合局部适当加压，避免乳汁流入囊腔，反复发作。建议配合药物回乳,减少乳汁分泌,才可防止有新的乳汁不断进入所抽吸的脓腔内。若反复发作,抽吸不能解决,最终仍需行切开排脓手术。

13. 急性乳腺炎常用外用膏药有哪些

常用的外用膏药有金黄膏,适合结块初期红肿疼痛明显的患处;部分患者使用金黄膏后出现皮肤瘙痒、皮疹等过敏反应,应及时停药,可改用青黛膏外敷。对于结块为主,无明显疼痛,皮肤颜色正常者,可给予冲和膏外敷;若乳房部皮肤因按摩过度等外力造成水肿,可选用皮硝外敷以消肿,肿消即止;若有乳头破碎或皲裂,可选用麻油、橄榄油、青石软膏、蛋黄油,也可选用羊脂膏、乳头修复霜的外用。

使用方法以金黄膏为例,在外敷膏药前,还需备好医用纱布、胶带等材料。将膏药摊涂于纱布上,有以下几点注意事项:① 范围,比自身肿块范围略大即可。② 厚度,约为一元硬币的厚度。③ 使用时间是一天一次,每天持续总时间达6~8小时即可。

使用膏药期间仍需按时哺乳,或使用其他方法排乳。可以将膏药撕下,乳房清洗后进行哺乳,哺乳完毕后将同一块纱布再次敷于原处,不必更换。最后用医用胶带固定于皮肤上。

冲和膏、青黛膏等使用的方法和金黄膏类似,任何新的药物接触人体后都有可能产生过敏反应,如果出现皮疹、瘙痒、片状泛红等皮肤改变应立即停药,及时就诊。中药口服与膏药外敷结合使用对于初期急性乳腺炎治疗效果较好,有时单纯的外敷膏药不能达到理想的疗效。

14. 推拿手法如何治疗急性乳腺炎

《丹溪心法》曰:"于初起之时,便需忍痛,揉令稍软,吮令汁出,自可消散,失此不治,必成痈疽",急性乳腺炎初期如能得到及时合理的推拿手法治疗,结块完全可以消散,否则便易化脓。采用揉法与捏拿法,以疏通乳络,促使乳管开放,内积乳汁得以外排,并采用抹推法在患侧乳腺肿块部位进行推抹，使肿块消散。同时还取肝胃两经穴位进行按揉。

值得注意的是，由于本病极易从早期发展成脓肿期，采用推拿治疗时要严格掌握操作指征，乳房脓肿形成，皮肤红肿时不建议使用。

15. 急性乳腺炎初期手法排乳有哪些步骤

手法排乳不能代替宝宝吮吸。只有因客观条件不允许比如宝宝生病住院、早产儿吮吸无力、乳房结块吮吸后仍不能消失时，手法排乳这个替补队员才可以上场。

手法排乳在急性乳腺炎早期的正确运用尤为重要，使用得当可使结块消散，乳出通畅，往往能起到立竿见影的效果；若方法不当可加重病情，促使成脓。操作要点如下：

1）操作前选取家用的婴儿润肤油或食用橄榄油等润滑双乳及手部皮肤。

2）有明显结块的妈妈，可于结块部位用4指指腹按顺时针小圆周按摩数10下，并逐渐施加压力；没有明显结块的妈妈，可选择从乳根部开始按摩。

3）放射状——由结块或乳根部向乳头乳晕部反复而缓慢地直线推按，并逐渐施加压力，直至看到乳头有少量乳汁溢出。

4）用单手的拇指和示指提拉（前后方向）、挤压乳头，其余4指不断刺激乳晕后方。

5）看到奶水顺利流出时，可用另一只手托住乳房下部，使乳房底部抬高至与乳头几乎齐平的位置，便于乳房下部的乳汁从乳头孔排出（水往低处流，乳汁存储在低处）。

16. 针灸如何治疗急性乳腺炎

针灸适用于乳痈初期的患者，一般认为病程越短，效果越好。多取用肩井、膻中、乳根、足三里、列缺、期门、膈腧、血海等穴位。除主穴外，另有夹杂症状的患者可选择相关穴位进行加减配穴（图5-1）。恶寒、发热加合谷、外

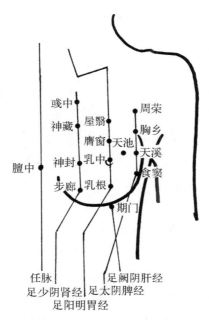

图5-1　针灸治急性乳腺炎穴位

关、曲池疏风清热；高热不退者可加内庭、大椎穴清泻阳明之火毒壅滞；乳房胀痛为主者可加少泽、足临位以通乳止痛；烦躁、口苦明显的患者可加行间、内关清心除烦等。

17. 得了急性乳腺炎一定要停止哺乳吗

　　一般来说,急性乳腺炎初期不需要停止母乳喂养,因为停止哺乳不仅影响婴儿喂养,而且增加了乳汁淤积的机会,所以在乳房感到疼痛、肿胀甚至局部皮肤发红的初期,不但不要停止母乳喂养,反而要勤给宝宝喂奶,让孩子尽量把乳房里淤积的乳汁吸出,让乳房达到松软状态。必要时可借助手法排乳或吸奶器吸奶等方法,尽量将乳房排空。这对早期炎症有效。

　　部分妈妈出现明显高热,乳房B超提示乳腺炎,建议用药前询问医生是否可以继续哺乳,如需停止哺乳,间隔多长时间,但一定要注意,停止哺乳不代表停止排乳,在此期间仍要定期进行手法或吸奶器排乳,不可中断在有明显奶胀感时的排乳操作。

如果明确乳房内已有脓肿形成,一般建议患侧乳房应停止哺乳,并通过手法排乳或吸奶器抽吸的方法尽量将乳汁排出,避免乳汁残存引起新的感染,与此同时,仍可亲喂孩子另一侧健康乳房的母乳。脓肿切开引流或穿刺抽脓治疗,为促进伤口尽快愈合,多数建议药物回乳,以防止新的乳汁不断产生,影响预后。部分患者脓肿范围较小、脓肿距离乳头较远时,也可根据专科医生的经验,尝试不回乳治疗。

18. 急性乳腺炎患者有何饮食宜忌

1)宜食清淡而富含营养的食物,如西红柿、青菜、黄瓜、鲜藕、荸荠、赤小豆、绿豆等;水果宜食橘子、香蕉、苹果、金橘等。

2)宜食有通乳作用的食物,如猪蹄、鲫鱼、乌贼鱼、虾、黄花菜、丝瓜、赤小豆、花生、芝麻等,以促进乳汁分泌,防止乳汁淤积。

3)宜多食清热散结之食物。蔬菜可选择黄花菜、芹菜、丝瓜、苦瓜、油菜、西红柿、莲藕、茭白、茼蒿、黑木耳、海带等。

4)忌燥热、辛辣刺激食物,如韭菜、辣椒、芥末、酒等。食后易生热化火,使本病火热毒邪更炽,病势更甚。

5)忌热性、油腻食物,如肥肉、海蟹,以及油条、麻花等油炸糕点。

6)忌食发物,如猪头肉、狗肉、羊肉等。

19. 确诊急性乳腺炎后有哪些注意事项

急性乳腺炎常见于哺乳期妇女,常常担心临床治疗会对哺乳产生影响,再加之乳房部位的发热和疼痛更加剧了紧张和焦虑感,产妇容易产生焦虑、烦躁、抑郁等负面心理。首先要放松心情,保持轻松乐观的心态,对母乳喂养保持信心。饮食上逐渐调整自己的饮食量、乳汁量、宝宝食量三者之间的平衡关系,切勿自己的饮食太多或太少;饮食以清淡、易消化食物为主,少吃肥甘厚味,忌食辛辣。

20.怎样预防急性乳腺炎

预防急性乳腺炎的发生,关键在于保持乳头清洁,避免乳汁淤积,防止乳头损伤。

1）保持乳头、乳晕清洁,妊娠早期经常用温水清洁两侧乳头;妊娠后期每日清洁一次;喂奶前、后需清洁乳头。

2）对于乳头内陷者应在产前开始矫正,可通过牵拉乳头,或乳头内陷矫正器等方式予以矫正。

3）正确哺乳,避免婴儿含乳头睡觉;每次哺乳尽量让婴儿将乳汁吸尽,如有淤积,及时用吸乳器或手法排乳帮助乳汁排出。

4）防止乳头破损,乳头如果被宝宝吸破或乳头皲裂时,可用麻油、橄榄油等局部涂擦,且不影响哺乳。注意婴儿口腔卫生,及时治疗口腔炎。文胸内可垫一柔软、吸水性强的细布,以防乳头擦伤。

第二节　浆细胞性乳腺炎

公司白领朱女士,33岁,产后2年,3月前感觉左乳内侧疼痛,自行触到鸭蛋大小肿块一枚,1周后肿块处红肿明显(图5-2)。某医院乳房B超提示是乳腺炎可能。乳腺科医生初步诊断为浆细胞性乳腺炎,建议患者进一步检查。浆细胞性乳腺炎,很陌生的病名,朱女士顿时紧张起来:这个病严重吗? 会癌变吗? 会切掉乳房吗? 带着忧虑和疑问,来到沪上一家中医院,听医生耐心解释,才慢慢平复紧张的心情。这是朱女士与浆细胞性乳腺炎的第一次"亲密接触"。

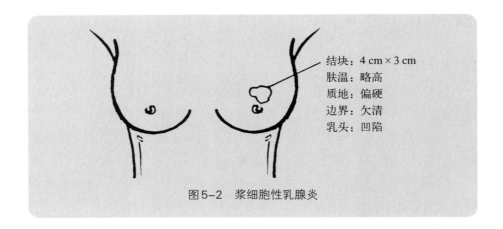

结块：4 cm×3 cm
肤温：略高
质地：偏硬
边界：欠清
乳头：凹陷

图5-2　浆细胞性乳腺炎

1. 什么是浆细胞性乳腺炎

浆细胞性乳腺炎是一种以乳腺导管扩张、浆细胞浸润为病变基础的慢性非细菌感染的化脓性乳腺疾病（图5-2），占乳腺良性疾病的4.1%～5.5%。近年来，该病发病患者数逐年上升，渐渐被广大专业医务工作者所认识。

1923年，布拉德古德（Bloodgood）发现在乳晕皮下常常可以触及扩张的乳腺导管呈条索状，并且其形态类似虫状物或成棕红色的管状物，称为"静脉扩张肿"。1925年尤因（Ewing）在显微镜下检查时发现病灶中可见大量浆细胞浸润。1933年阿代尔（Adair）就本病作了详细地报道，认为本病发展到后期阶段，乳腺导管内的分泌物不仅能刺激导管，促使导管扩张还可以溢出导管，从而引起导管周围以浆细胞浸润为主的炎症反应，故将其命名为"浆细胞性乳腺炎（plasma cell mastitis，PCM）"。1956年，哈根森（Haagensen）首次提出本病变以乳头周围主导管引流停滞为基础，将其命名为乳腺导管扩张症，当病变发展到一定时期，管周出现以浆细胞浸润为主的炎症时，才称其为浆细胞性乳腺炎，所以认为它并不是一种独立的疾病。1958年，顾伯华在国内首先将本病瘘管期命名为"慢性复发性乳腺瘘管伴有乳头内缩症"。其后，随着学术发展，研究者们逐渐发现本病还有其他众多的特点，因此本病的名称繁多，目前西医多使用浆细胞性乳腺炎，乳腺导管扩张症、阻塞性乳腺炎、乳管炎、肉芽肿性乳腺炎等。因为本病在发病过程中，病变部位会有粉渣样分泌物，所以中医称为粉刺性乳痈等。

该病好发于非妊娠期、非哺乳期。乳房肿块是最常见的表现，肿块可以大小不等，大者可波及整个乳房。患病初期乳房肿块处肤色正常，随着疾病的进展，肿块局部可出现不同程度的红肿，日久溃破出脓，脓液中夹杂有脂质样物质，全身症状较轻。本病虽为乳腺的良性疾病，但因其病程长、经久难愈、易反复发作，以及溃破流脓影响日常生活等，常被患者称为"不要命的疑难杂症"。

2. 浆细胞性乳腺炎有哪些临床表现

本病可发生于青春期后任何年龄的女性，大多在非哺乳期、非妊娠期发病，尤以30～40岁女性为多，常见于产后2～5年，偶发于为绝经后老年妇女，少数男性也可发生。肿块可见于乳房任何象限，红肿疼痛、逐渐化脓。溃破后脓液中常夹有粉刺样物质，久不收口，易反复发作，形成瘘管，残留僵块，全身症状较轻。常有乳头凹陷或溢液，或有外伤、撞击史。本病病程长，易反复。

3. 浆细胞性乳腺炎发病原因有哪些

浆细胞性乳腺炎是一种非细菌性炎症，病因至今尚无统一认识，一般认为是各种内源性或外源性因素导致乳腺导管内分泌物增多，或乳腺导管分泌物排泄不畅，分泌物在乳管内堆积，长期刺激乳腺导管壁及周围乳腺组织，引起一种非细菌的炎性反应。包括以下几种：

1）乳头发育不良，乳头凹陷，乳头分裂等，凹陷的乳头成为藏污纳垢的场所，常有脂质样物质，有时还会有异味。临床上浆细胞性乳腺炎中超过50%的患者存在程度不同的乳头畸形，如凹陷、分裂等，乳头多可见白色或黄色较为黏稠的分泌物。

2）外力撞击乳房，如小儿踢撞、机械挤压、碰撞等，导致乳腺导管的损伤，乳腺分泌物排泄不通畅。

3）不良哺乳习惯，单侧哺乳，未哺乳一侧长期乳汁淤积，排出不畅，导致乳腺导管内脂质样物质积聚。

4）高泌乳素血症，如长期服用某些特定药物或伴有脑垂体微腺瘤病史，都可以引起催乳素的升高。乳腺导管扩张，乳腺分泌物增多，也易诱发本病。

4. 哪些辅助检查可以帮助诊断浆细胞性乳腺炎

浆细胞性乳腺炎的诊断必须以临床症状和组织病理学相结合，对于有典型临床症状的患者，只要在病理学上没有找到反对依据，就可以确诊；对于没有典型临床表现的患者，若在病理学上找到直接支持本病的依据，即可确诊。辅助检查也可以帮助诊断。

（1）乳腺超声

因无创、简便、重复性好等优点，在浆细胞性乳腺炎的诊断及疗效随访中为首选辅助检查方法。声像图变化多样，早期常为低回声、不均质、边界不清，随着病情进展，可有脓腔形成，多有间隔，溃后可见病灶通向体表，瘘管形成等。需与乳腺癌、乳腺增生病等疾病鉴别。在超声引导下穿刺活检，可以缩短本病的确诊时间。

（2）乳头溢液涂片检查

可见到浆细胞、上皮细胞等。

（3）乳腺钼靶检查

患者乳房表现为乳房肿块伴有明显胀痛时，此时若行乳房钼靶检查，由于乳房被挤压，可能会导致肿块范围增大，疼痛加剧。因此，在浆细胞性乳腺炎患者中并不推荐乳腺钼靶检查。

（4）乳腺MRI

MRI检查具有良好的空间分辨力和软组织分辨力，图像可从多层面、多参数获得,对显示病灶的位置、数目、大小和形态明显优于其他检测方法,一般能够较为清晰地显示多灶性病变、提示病灶范围及深度。与乳腺癌鉴别也有明显的优势。

目前尚无有确诊价值的辅助检查手段,本病最可靠的诊断依据是病理诊断。

5. 如何读懂浆细胞性乳腺炎的病理报告

病理是诊断该病的金标准,病理类型分为乳腺导管扩张症、肉芽肿性乳腺炎、乳腺慢性炎三型。治疗上目前并没有因为这些病理分型而不同。

（1）乳腺导管扩张症

① 扩张的输乳管内衬上皮细胞萎缩,管中可见嗜酸性、颗粒状、无定形物质。② 管壁和管周炎症反应,是主要的组织学改变,周围有淋巴细胞、浆细胞、中性粒细胞和不等的多核巨细胞的浸润,有时形成胆固醇性肉芽肿改变。③ 管壁、管周纤维化,弹性组织变性,导管上皮萎缩、扁平,有时可见导管上皮的增生。

（2）肉芽肿性乳腺炎

病理特征是以小叶为中心的肉芽肿性炎,肉芽肿的成分包括：上皮样细胞、朗汉斯（Langhans）巨细胞、淋巴细胞、浆细胞,有时在小叶周围可见到嗜酸性细胞,病变呈多灶性分布,有的病例可有脂肪坏死、中性粒细胞及坏死组织组成的微脓肿和纤维化,严重病例有肉芽肿的融合,这些病变均可使小叶为中心的病变不明显或消失。

（3）乳腺慢性炎

镜下可见大量淋巴细胞浸润,其间夹杂中性粒细胞、浆细胞、巨噬细胞,有时可见泡沫细胞,乳腺导管及小叶结构正常。

6. 如何区分浆细胞性乳腺炎和肉芽肿性乳腺炎

很多患者看到病理报告的"肉芽肿性乳腺炎",心生疑问,之前医生告诉我是浆细胞性乳腺炎啊,故追问医生:"我是浆细胞性乳腺炎,还是肉芽肿性乳腺炎?"

其实,对于这样的乳房突发肿块,可有外伤、不良情绪刺激、饮食等诱因(也可能无明显诱因);或有先天乳头凹陷、垂体微腺瘤、精神类疾病等基础问题。肿块多红肿热痛,患者大多无发热、白细胞升高等全身症状(少数病例也可有全身症状)。激素或抗生素或可改善症状,但激素需要长期使用(甚至2年,且也可能无效),而抗生素往往只是减轻痛感,并不能使肿块缩小。后期易成脓、溃破,反复不愈,是病期长的疾病类型。

无论叫"浆细胞性乳腺炎"还是"肉芽肿性乳腺炎",都不完全准确,两者都是基于病理改变而得出的名称,因为有的既有浆细胞浸润,也有肉芽肿形成,区分是没有特殊意义的,并且两者的治疗是一样的。

7. 为什么浆细胞性乳腺炎容易被误诊为乳腺癌

> 钱某,女性,30岁,已婚,右乳突发结块肿痛半个月,当地肿瘤医院就医考虑为乳腺癌,当即入院准备行手术治疗,术前空心针穿刺活检,病理提示:化脓性炎症。临床诊断为浆细胞性乳腺炎。被推荐至龙华医院就诊,经切开扩创、中医药祛腐生肌、冲洗灌注、垫棉绑缚等综合治疗,方获痊愈,随访半年,亦未再复发。患者在庆幸获愈后提出许多疑问。

浆细胞性乳腺炎近年临床上日见增多,多表现为乳房肿块,质地偏硬,活动度欠佳,B超提示肿块为低回声、不均质、形态不规则等,这些都与乳腺癌相似,所以两者容易混淆。

8. 得了浆细胞性乳腺炎应该怎么治疗

任何疾病只有在明确发病原因后才能进行有效的针对性的治疗,现代医学对于本病的认识尚处于研究阶段,对其发病机制并不十分清楚,大家各执一词,持有多种不同的学术观点,治疗方法也是百家争鸣。如有人认为肾上腺皮质激素联合免疫抑制剂治疗,可使肿块缩小,缩短治疗过程,但也有人认为单激素治疗易使病情反复,并有明显药物不良反应。本病病灶内找不到致病菌,故抗感染治疗作用亦有限。目前大多数医者认为手术疗法仍是治疗本病的有效方法之一。手术治疗必须完整切除病灶,特别是必须清除乳晕下大乳管内病灶,否则极易复发。

9. 浆细胞性乳腺炎一定要手术吗

很多患者一听要"开刀"就心惊胆战,恳切地问:"医生,一定要手术吗? 能不能不开刀?"

本病作为上海中医药大学附属龙华医院的优势病种,医生一般先予以中药内服、外敷保守治疗一段时间,如果治疗效果不佳,肿块增大、成脓,则须手术。手术的根本目的在于引流通畅。如果保守治疗有效,不妨一边治疗,一边观察。如果患者已经治疗数月甚至更长,成脓溃破,经久不愈,结合医生判断,如果存有深部脓腔、引流不畅、窦道形成等情况,须手术。如果已是疾病后期,留有局限性肿块,经久不愈,可考虑手术切除。当然,任何的手术都要取得患者本人的同意。

10. 浆细胞性乳腺炎手术后复查哪些项目

术后需复查乳房B超、肝功能、垂体泌乳素水平等,请在医生的指导下定期复查。

11. 浆细胞性乳腺炎手术后会复发吗

根据目前的研究,本病的发生与乳腺导管分泌物过度分泌或排泄不畅有关,乳腺一般有10～15个主导管,像一棵大树的主要树枝,主导管还有很多分支,构成乳腺的二级、三级导管,这些导管分泌物过多或排泄不畅,长期刺激导管壁,会引发本病的发生。因此,该病的病灶具有散在性和多发性的特点。一般的乳房肿块切除手术不能根治或仅能有效治疗一些病变范围相对局限的患者。这也是龙华医院不在疾病初期即进行手术治疗的原因，待病情稳定后可选扩创治疗，扩创的目的在于打通脓腔、引流通畅，就目前近10年的随访及结果来看，复发率相对较低。

由于乳腺导管分布广泛，病变的乳腺导管分布常非集中在单一导管，给治疗带来一定难度，预后也具有较高不确定性，术后患者出院后应于门诊随访，口服中药巩固治疗，对于降低复发有一定帮助。

12. 浆细胞性乳腺炎手术后，如怀孕会再发吗

从临床观察来看，怀孕并非引起本病发生或复发的主要因素。很多患者在病愈后再次怀孕，都能正常度过整个妊娠期。

对于病变范围广泛的患者，疾病可能导致乳腺主导管的损伤，再次哺乳可能会出现乳汁排出不畅，淤积于乳房的可能性。而对于病灶较为局限的患者，对主导管的损伤较小，可以进行哺乳，但在哺乳期间应该加强调护，保持乳汁通常，减少引起乳汁淤积的各种诱因。

13. 中医如何治疗浆细胞性乳腺炎

中医称本病为粉刺性乳痈，包含目前所讲的浆细胞性乳腺炎、乳腺导管扩张症、肉芽肿性乳腺炎、非哺乳期乳腺炎等。

从中医角度讲，本病的发生与饮食、情志密切相关。过食肥甘厚腻，胃中积热，郁热阻滞乳络，或长期紧张、劳累、焦虑、生气、抑郁等，导致肝气失于调达，乳络不痛，聚结成块，郁久化热蒸酿肉腐成脓。

长期以来，中医治疗本病积累了丰富的经验，采用内治与外治相结合的综合治疗手段，疗效显著，对乳房外形破坏较小、不易复发。部分患者采用中药保守治疗即可治愈，手术患者在围术期进行中药干预可有效控制病灶范围，术后配合中医外治法切口敞开换药，有乳房切口小，瘢痕小的优势。

"未溃重内治,已溃重外治",根据肿块的部位及个数采用切开排脓法,术后不同阶段也须选用相适应的外治法(如拖线、冲洗、敷贴、药线、垫棉、绑缚、祛腐和生肌外用药等);内治方法运用到保守治疗、术前及术后整个阶段,不同阶段分期与辨证相结合,病症特点不同,用药亦不同。

14. 浆细胞性乳腺炎肿块,吃中药能"消掉"吗

有部分患者采用中药保守治疗即可治愈,也就是"消块"。中医辨证治疗几乎贯穿整个过程。肿块期,多以疏肝清热、化痰散结为治疗原则。成脓阶段则益气托毒、养血和营。后期若有窦道可选益气养血,活血通络的药物;若有僵块不散,可选温通、活血的药物。这是中医院每一位浆细胞性乳腺炎患者都会接受的治疗,肝功能异常等不适中药内服者除外。

15. 什么是切开扩创手术

这是一种具有中医特色的手术方式。手术打通分散间隔的脓腔,清除脓液及坏死组织,以引流通畅,用传统祛腐药物九一丹外用于疮腔以提脓去腐。腐去新生阶段使用白玉膏、生肌散生肌收口,可配合中药蒸气熏蒸法、垫棉加压创腔并垫棉绑缚促进愈合。

16. 切开扩创手术后创口如何护理

一部分患者行切开排脓手术,术后采用中医外科特色技术和方药,能有效促进创面愈合。脱腐阶段应用红油膏、八二丹、九一丹祛腐生新,收口阶段应用垫棉绑缚法、白玉膏、复黄生肌愈创油、生肌散等生肌敛疮。护理期应注意:

1)切开排脓扩创引流术后1周内创面容易出血,应减少患侧上肢的大幅度动作,切忌提重物。

2)术后14天内创面渗出较多,需按时更换敷料。

3)创口愈合后,须随访3～6个月。

17. 什么是拖线疗法

这是一种中医外科特色技术。适用于病灶间间隔"较远",或病灶与乳头孔相通,但乳头凹陷不严重者。有些病灶范围较大,如果直接打通脓腔损伤较大;或脓腔内有浅深两层,两层间有好的乳腺组织,如果打通脓腔外形改变较大,也适合拖线疗法(图5-3)。

具体以丝线或纱条每天换药时来回拖拉,清洗后再上九一丹。能使药物充分接触未切开的内腔疮面,发挥提脓祛腐和引流的作用。一般10~14天脓腐去净后拆线,拆线后的

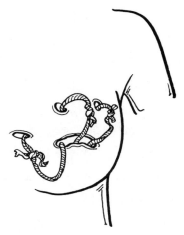

图5-3　拖线疗法

1~2天内可使用生理盐水冲洗创腔,冲洗出残留脓液,创面脓尽后配合垫棉加压法促使内部创面黏合。通过此方法可把乳房部的外形损伤减低到最小。

18. 浆细胞性乳腺炎患者在饮食方面应注意什么

在追问患者患病前饮食偏好的情况时发现,一些患者在发病前长期食用过羊肉、鸡肉、海鲜或辛辣食物,加之过度劳累、熬夜,或旅途劳顿时常常诱发本病。因此,对于浆细胞性乳腺炎患者饮食上建议少食羊肉、鸡肉、海鲜或辛辣刺激、油腻食物。

19. 浆细胞性乳腺炎有没有食疗方

中医认为热盛肉腐成脓,辛辣、刺激之品可能助长热势,加重病情;油腻之品可阻碍脾胃运化,致使乳络内脂质样分泌增多,不利本病治疗。推介几款食疗方:

(1)蒲公英茶

干燥蒲公英75 g,加水500 mL,大火煮沸后盖上锅盖,小火熬煮20分钟,滤除叶渣,加入少许冰糖,待凉后即可饮用。

（2）夏枯草决明子瘦肉汤

猪肉（瘦）120 g，夏枯草30 g，决明子10 g，麦冬10 g，盐、姜适量。先将猪瘦肉洗净切块放入冷水焯去血水，浮沫后捞出备用；夏枯草洗净沥干水分备用；决明子、麦冬泡洗干净备用；生姜去皮切薄片备用。电炖锅倒入适量的清水，全部用料一齐放入锅内，武火煮沸后，文火煮30分钟，放入适量盐和味精稍煮片刻即可。

（3）山楂桃仁粥

山楂、桃仁适量，荷叶半张，粳米适量。先将前三味放入锅中加清水煮汤，去渣后放入粳米煮成粥即可。

（4）乌梅汁

将10颗左右乌梅冲洗干净，放入大汤锅中加3/4水量，大火煮开，沸腾后转用小火慢慢炖煮，直至汤色变成深棕色透明，且梅肉化开。将汤汁煮成1 L左右的浓缩汁，加少许冰糖，注意味道应以酸为主，关火，静置冷却。将浓缩汁滤渣后装瓶，放入冷藏室冷藏。喝时可以取汁加3～4倍水稀释后饮用，也可再加入少许糖调味。

20. 怎样预防浆细胞性乳腺炎

本病目前发病病因并不十分明确，但可从以下几点积极调护。

（1）防止外伤

乳房部的直接重力外伤，可造成乳房络脉的损伤，致使乳管内正常分泌的脂质样物随破裂的乳管而溢出于周围组织间，其分解的化学性产物可刺激周围组织亦可发病。故年轻母亲当尽量避免胸部被小孩撞击。不建议美容院乳房"按摩保养"，蛮力挤压也是损伤的一种。

（2）保护乳头

本病部分患者伴有先天性乳头凹陷，容易造成乳管内脂质样分泌物的积聚。故平素宜定期清洗，保持局部清洁，避免乳头部分分泌物堆积而使乳管内分泌物不能排出。谨慎采取乳头矫正器和手术矫形的方法来矫正凹陷的乳头,若使用乳头矫正器方法不当,太强的吸力反而会造成乳管损伤;手术矫形亦可能只起到改善乳头外形的作用,对于乳头下管络的畅通并无帮助。

（3）调畅情志

中医认为女子乳头属肝,肝郁失于疏泄,容易引起乳房疾病。愉快的心情犹如一剂良药,所以应当善于调节心理压力,保持情绪稳定。

（4）饮食调摄

平素摄入过多的脂肪,动物蛋白及辛辣食物,可能会刺激乳房腺体上皮细胞过度增生,而造成排泄不利滞留乳导管内,久之易引发本病。故对上述食物的摄入要有节制,避免长期高脂肪、高蛋白质以及油腻、辛辣饮食。

（5）药物保健品

不要滥用避孕药,少食富含雌激素的美容品及保健品。

（6）定期进行乳腺检查

做到早发现,早治疗。

21. 男性浆细胞性乳腺炎发病原因是什么

因男性乳房也存在少量乳腺组织,此病在男性中亦有一定的发病率,但男性浆细胞性乳腺炎相对更为罕见。

目前对浆细胞性乳腺炎的发病原因仍不够明确,现认为可能与乳腺导管退行性病变及异常激素刺激导致乳腺导管分泌功能异常、外伤、乳头先天凹陷引起乳孔堵塞畸形、细菌感染及自身免疫等有关。除上述可能的病因外,有研究认为吸烟很可能破坏乳管上皮,使其更易感染,不能排除吸烟可能为男性浆细胞性乳腺炎的诱因之一,所以戒烟势在必行。

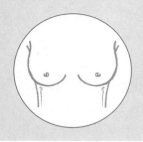

第六章
乳房良性肿瘤

第一节　乳腺纤维腺瘤

1. 什么是乳腺纤维腺瘤

乳腺纤维腺瘤是发生于乳腺小叶内纤维组织和腺上皮的混合性瘤,是乳房良性肿瘤中最常见的一种。可发生于青春期后的任何年龄的女性,但以18～25岁的青年女性多见。发病原因目前并不十分清楚,但是普遍认为与激素水平相对或绝对升高,乳腺组织对雌激素过度敏感以及饮食、遗传等因素有关。

2. 如何判断得了乳腺纤维腺瘤

很多年轻女性洗澡时摸到乳房上有一个或者几个肿块,匆忙来医院就诊。这些肿块直径多在3 cm以内,亦有更大者,偶可见巨大者,边界像鹅卵石或者熟的鹌鹑蛋一样光滑,活动度大,不与周围组织粘连,质地韧,有可能是乳腺纤维腺瘤。其实,专科医生通过触诊和相关检查,诊断该病还是比较容易的。乳腺超声(B超)是诊断乳腺纤维腺瘤的首选检查方法,它能较清楚地分辨纤维腺瘤。另外,乳腺钼靶X线摄片及其他影像检查,也可帮助诊断。必要时可做针吸细胞学活检或组织病理检查,以最终明确诊断。

3. 乳腺纤维腺瘤会遗传吗

关于乳腺纤维腺瘤在细胞遗传学方面的研究报告较少，目前，并没有证据证明乳腺良性肿瘤具有遗传特性，仅有的报道发现染色体12p12的异常在乳腺纤维腺瘤的肿瘤发生中有重要作用，但该染色体是否能像乳腺癌遗传基因 *BRCA1* 和 *BRCA2* 基因一样成为乳腺良性肿瘤遗传基因尚需进一步研究。

4. 乳腺纤维腺瘤和情绪、饮食有关系吗

目前认为，乳腺纤维腺瘤的发生是由于雌激素过度刺激，导致乳腺导管上皮和间质成分异常增生，从而形成的。一般以18～25岁的青年女性多见，月经初潮前及绝经后女性较少见，尤其是绝经后随着雌激素水平下降，患者瘤体会趋于萎缩。然而，造成女性内分泌失衡的原因有很多，如忧郁、急躁、怒气、思虑过多等不稳定情绪。高脂、高糖饮食也可促使类固醇转化成雌激素，提高体内雌激素水平，以及滥用激素类药物或含激素的化妆品和保健品等。

5. 乳腺纤维腺瘤会不会癌变

纤维腺瘤的名称带了个"瘤"字，常常把人吓得不轻，而纤维腺瘤与乳腺癌有无相关性一直是争论的焦点，相关的研究结论也并不一致。针对乳腺纤维腺瘤与乳腺癌关系的研究主要分为两个方面：① 纤维腺瘤是否预示患乳腺癌的风险增加？有回顾性研究发现，单纯的纤维腺瘤并不增加患乳腺癌的风险，但如纤维腺瘤合并一些复杂情况（复杂性纤维腺瘤，包括含有直径＞3 mm的囊肿、硬化性腺病、上皮钙化或乳头状大汗腺化生），可使患乳腺癌的风险轻度增加，但也有研究者认为，纤维腺瘤会增加乳腺癌的发病风险，单纯纤维腺瘤患者比普通人群发生乳腺癌的风险增加1.3～2.1倍，而复杂性纤维腺瘤的患病风险增加3.10～3.72倍。② 纤维腺瘤的上皮成分是否会发展成为乳腺癌呢？纤维腺瘤由上皮和纤维组织两种成分增生而形成，纤维腺瘤的导管上皮可出现非典型增生和癌变，但癌变机会极少，为0.002%～0.125%。

6. 乳腺纤维腺瘤,只要定期随访就够了吗

经常有患者反复来门诊问这个问题,甚至为求答案跑好多医院、咨询很多专家。这是由于患者对纤维腺瘤这个病不甚了解,造成了不必要的恐慌。

其实,经病理确诊为纤维腺瘤的大多数患者,最佳选择是观察随访。因为纤维腺瘤的恶变率很低,基于肿瘤学考虑的治疗是不必要的。在观察的过程中,一小部分纤维腺瘤可以随着年龄的增长,不经治疗自行消失,大部分病灶会保持大小不变或慢慢增大。有学者认为,一旦纤维腺瘤在随访过程中增大,需立即手术切除;35岁以下的患者(无乳腺癌家族史,非复杂性纤维腺瘤者),可每6个月随访一次,如有消退迹象,需随访至完全消退;如至35岁仍未完全消退或保持大小不变,推荐手术治疗。若患者心理压力大,也可行手术切除乳腺纤维腺瘤。

7. 乳腺纤维腺瘤到底切不切

切,还是不切? 这是大多数乳腺纤维腺瘤患者纠结的一个问题(图6-1)。乳腺纤维腺瘤生长速度不一,可以长期静止,也可以快速生长。需要明确的一点是乳腺纤维腺瘤最有效的治疗手段仍是手术,手术可以将已经长出

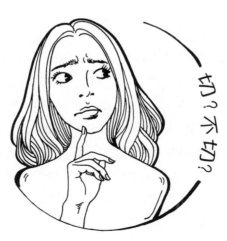

图6-1 乳腺纤维腺瘤患者的疑虑

的腺瘤切除而使之治愈。但并不是临床体检或辅助检查发现的纤维腺瘤都需要立刻行手术治疗，因为无论生长速度如何，纤维腺瘤癌变概率低，因此也就不必产生恐慌，是否手术和手术时机都是可以选择的。对于静止期的纤维腺瘤可以不用急于手术治疗，以随访观察为主，而对于生长较快的纤维腺瘤，可以选择手术切除。那么问题又来了，到底怎样的速度才能称为"快速生长"呢？一般我们将3个月内肿瘤生长速度超过1倍的肿块称为快速生长。

另外，除了生长速度以外，临床上乳腺科医生还会根据以下情况判断纤维腺瘤是否需要立即手术：① 肿块较大者可选择手术切除，至少达到1 cm以上，但需要注意的是1 cm以下肿块并不是手术的绝对禁忌。② 体检或辅助检查发现肿块性质改变，例如边界变成不清，质地变硬，血供变丰富，长宽比＞1等。③ 备孕期的女性如发现有较大的纤维腺瘤者可考虑在怀孕前手术切除，因为处于孕期的妇女体内雌激素水平会出现大幅增高，可能促使原有的纤维腺瘤迅速长大，甚至发生性质改变，具体请至专科就诊。

8. 乳腺纤维腺瘤能否行微创手术

爱美的女性怎么能容忍乳房上留下瘢痕？还有一些多发纤维腺瘤的患者，肿块位置相隔较远，若行传统手术切除，将在乳房上留有多处瘢痕，能否用微创手术将乳腺纤维腺瘤切除？

创始于20世纪90年代的麦默通（Mammotome）乳腺病灶微创旋切活检系统的发明无疑是爱美女性的福音。行麦默通微创旋切术，皮肤切口小，瘢痕不明显，可单口切除多个肿块，特别适合瘢痕体质者。

美国乳腺外科协会（American Society of Breast Surgeons，ASBS）明确了微创手术的适应证和禁忌证。适应证：① 病灶必须是超声可见的。② 纤维腺瘤的诊断必须有病理组织的证实。③ 病灶的最大直径小于3 cm。禁忌证：① 针刺活组织检查诊断提示为叶状囊肉瘤或其他恶性病变者。② 超声下病灶显示不清晰。③ 虽然针刺活检诊断为纤维腺瘤，但与影像学检查或临床体检不符合者。

9. 乳腺纤维腺瘤手术后有哪些注意事项

切了长，长了又切，容易再发的乳腺纤维腺瘤让不少患者很头疼。手术是乳腺纤维腺瘤治疗的第一步，根本还是要调整内分泌失衡，尤其是控制雌激素。

术后要对自己的不良习惯进行约束，主要从饮食、运动、情绪变化三方面进行调理，必要时辅以药物治疗。

1）养成良好的饮食习惯，尽量减少高脂肪膳食摄入，多吃新鲜果蔬、高蛋白质类的食物，多喝水。

2）多参加各种运动锻炼，加强体质，增强免疫力。

3）保持精神愉快，以免不良情绪影响到内分泌系统。同时，不要经常熬夜，不要破坏正常的生理规律，造成激素分泌失衡。

10. 乳腺纤维腺瘤手术后再发率高吗，如何预防再发

乳腺纤维腺瘤的手术治疗仅仅将已经长出的腺瘤进行切除，并不会影响其他乳腺组织。乳腺纤维腺瘤的发生，主要是由于体内内分泌失调，雌激素分泌高。这都是手术无法改变的，所以临床可见部分病例在同侧乳腺内、对侧乳腺内再次长出纤维腺瘤。只有改变患者身体内环境，改善内分泌，降低体内雌激素水平，才能有效预防再发。具体方法例如：减少雌激素含量高的食物、保健品；避免熬夜、生气等。

11. 什么是乳腺巨纤维腺瘤

巨纤维腺瘤，是不是如其名字所说的就是巨大的纤维腺瘤？要回答这个问题我们先要来看看乳腺纤维腺瘤的临床分型，主要分为：① 普通型，为最常见的类型，瘤体直径在 3 cm 以内。② 青春型，即青少年纤维腺瘤，发生于青少年，增长很快，大小达到对侧乳房的 2～4 倍，皮肤扩张变得菲薄，乳头移位等。③ 巨纤维腺瘤，指瘤体大于 5 cm 的纤维腺瘤。多发生在15～18岁青春期及40～45岁绝经前期的女性，瘤体大者甚至可达20 cm，

占据全乳，并呈分叶状改变。但是，上述临床分型对纤维腺瘤的诊断、治疗及预后均无明确的指导意义。

目前，多数学者认同肿瘤直径＞5 cm，或重量＞500 g，或病理检查符合纤维腺瘤者均可诊断为巨大乳腺纤维腺瘤；此种病例临床比较少见，影像学表现无特异性。

乳腺巨纤维腺瘤主要发生在黑人及东方人群中的青少年女性，其发病机制除种族、地域及饮食因素外，一般认为是内分泌失调，雌激素过多分泌和（或）局部雌激素受体敏感性明显增高导致乳腺实质增生、导管扩张和囊肿形成；同时黄体酮相对降低，黄体酮对雌激素的抑制作用减少而致间质结缔组织过度增生及胶原化。乳腺巨纤维腺瘤生长速度快、体积大、肉眼与成人纤维腺瘤无法区分，组织学上与一般纤维腺瘤极相似，肿瘤由导管腺上皮和纤维组织增生形成。虽然巨纤维腺瘤可以表现出一些侵袭性，但其生物学特征仍为良性肿瘤。

12. 乳腺巨纤维腺瘤手术后会再发吗

手术切除是治疗乳腺巨纤维腺瘤唯一有效的方法。部分复发是因为其多为中心性，巨纤维腺瘤切除后，其他的纤维腺瘤生长变大，少见恶变，预后良好。有统计数据表明，术后原发部位复发率为14%～21%，其他部位为5%～10%，恶变率＜0.3%。

另外，还有一个概念需要纠正，乳房内乳腺纤维腺瘤已经切除，但在同侧乳房原位或其他部位或在对侧乳房内发生新的乳腺纤维腺瘤，大家都习惯将其称为"复发"。有时切一个，长一个或数个，甚至短期内可使肿瘤占满全乳。许多学者认为：不应将乳腺纤维腺瘤的多发性倾向视为复发，而应该责之于病因的持续存在，致病的内分泌环境持续存在所引起。并认为将手术后发生新的乳腺纤维腺瘤称为"再发"比较合适。那么为什么切了还长？主要是乳腺"土壤"未予改良，手术仅仅将长出的纤维腺瘤切除，而乳腺激素水平不平衡的刺激仍存在，常可导致再发，并呈多发性生长。

13. 中医如何看待乳腺纤维腺瘤

乳腺纤维腺瘤是最常见的乳房良性肿瘤,目前临床上其发病率仅次于位居乳房疾病中首位的乳腺增生病。过去将其与乳腺增生病统属乳癖范畴,《中医外科学》第六版教材为了区别两者,将乳腺纤维腺瘤定名为"乳核"。

该病多由思虑伤脾、恼怒伤肝、肝气郁结、气滞痰凝于乳络,或为妇人冲任失调,气滞血瘀痰凝,积聚于乳房胃络而成。对于单发纤维腺瘤的治疗以手术切除为宜,对多发或复发性纤维腺瘤采用中药治疗,可起到控制肿瘤生长、减少肿瘤复发,甚至消除肿块的作用。

第二节　乳腺分叶状肿瘤

1. 乳腺分叶状肿瘤是什么,良性还是恶性

乳腺分叶状肿瘤,又称叶状肿瘤,是一种少见的乳腺肿瘤,主要由纤维上皮细胞和间质细胞两种成分组成。乳腺分叶状肿瘤系一组恶性程度不同的病变,其恶性程度从完全良性的肿瘤一直到完全恶性的肉瘤。2003年WHO新分类中将其统称为叶状肿瘤,并分为良性、交界性、恶性3个亚型。在所有乳腺肿瘤中,分叶状肿瘤仅占0.3%～1%。其中良性分叶状肿瘤多见,而恶性分叶状肿瘤发病率低。该病的发病年龄范围较广,从10多岁的青少年到高龄女性都有可能,但以绝经前后为高发年龄段,比纤维腺瘤晚20年左右。一些学者认为乳腺分叶状肿瘤与乳腺纤维腺瘤形成有关,由此认为分叶状肿瘤起源于良性的上皮纤维肿瘤,其依据是两者有相似的组织学表现及分子表达。

2. 乳腺分叶状肿瘤的治疗方法有哪些

和乳腺纤维腺瘤一样,手术治疗是目前为止治疗本病的首选方式,主要

分为3大类：①乳腺局部切除术,包括单纯乳房肿块切除术等。②乳腺局部广泛切除术,包括对肿块周围1 cm的正常组织进行切除的肿块扩大切除术以及腺叶切除术等。③乳腺切除术,包括单纯乳腺切除术以及乳腺改良根治术等。

3. 乳腺分叶状肿瘤手术切除后会复发吗

沙维瑞恩(Schaverien)等研究学者对大量文献综述研究后发现,局部切除术后的良性、交界性、恶性分叶状肿瘤患者术后的局部复发率分别为22%、47%、66%。当分叶状肿瘤在部分乳房切除术后复发时,必须进行大范围的再次切除,有时需要行全部乳房切除。大多数复发肿瘤的组织学类型与原发类型一致,但有时复发肿瘤侵犯性特别强,能侵犯到胸肌甚至进入胸腔。手术切缘是分叶状肿瘤局部复发的关键预后因素。切缘大于1.0 cm时,局部复发率较低。

4. 乳腺分叶状肿瘤会遗传吗

关于乳腺分叶状肿瘤是否会遗传,目前尚未见明确报道证明该病有明确的遗传性,或遗传倾向。主要是由于该病的发病原因尚不十分清楚,多数学者认为其与乳腺纤维腺瘤有相似的发病因素。主要与雌激素分泌和代谢紊乱有关,而且多数资料显示本病可发生于从青春期到绝经后的任何年龄,而男性和未成熟女性罕见,也支持此种观点。

第三节 乳腺导管内乳头状瘤

1. 乳腺导管内乳头状瘤的主要表现有哪些

乳腺导管内乳头状瘤在乳房良性肿瘤中的发病率仅次于乳腺纤维腺

瘤,约占乳腺良性肿瘤的10%。临床上常分为中央型乳头状瘤及周围型乳头状瘤两种,前者发生在乳晕区的大导管,好发年龄以30～50岁为主,其后者主要发生在中小导管,发病年龄较中央型乳头状瘤小。乳腺导管内乳头状瘤的临床表现主要为乳头异常溢液和乳房肿块。临床上常以不明原因的乳头异常溢液为首发症状,且以血性溢液居多,少数为浆液性溢液或两者交替出现。在病理性乳头溢液中,约50%是由乳腺导管内乳头状瘤引起。约1/3的中央型乳头状瘤能在乳晕区触及肿块,肿块多呈圆形、质韧、表面光滑、边界清楚,如继发感染则有压痛,也可与皮肤粘连或出现腺体增厚感。周围型乳头状瘤的肿块多在乳房周边区,较少能触及,较大的肿块可能与乳腺导管被阻塞、液体潴留有关。

2. 如何诊断乳腺导管内乳头状瘤

乳腺导管内乳头状瘤早期常难以诊断,除根据其临床特征外,主要依赖于影像学检查及细胞学检查。

（1）脱落细胞学或针吸细胞学检查

由于该病患者多伴有乳头溢液,可对乳头溢液行细胞学检查,如找到肿瘤细胞,则能明确诊断。该检查简单易行,但诊断阳性率较低。

（2）纤维乳管镜检查

其最大优势在于能直观地观察到隆起性病变是否存在及位置,早期发现乳腺导管内的微小病变,还能直视镜下活检和镜下治疗。

（3）乳腺超声检查

高频超声不仅能清晰显示胸壁层次,还能显示腺体内≥0.1 cm的导管及微小病灶、肿块血管的彩色血流和多普勒频谱特征。

（4）乳腺MRI检查

MRI其高度软组织分辨率,可以更好地显示肿瘤本身及瘤周环境,对临床诊断具有积极的意义。

乳腺导管内乳头状瘤的影像学检查方法较多,故检查方法的选择十分重要。乳头溢液患者,可首选纤维乳管镜检查。无乳头溢液的患者可首选乳腺超声或MRI检查,具有操作简便、无创、可重复性高等特点,常规钼靶X线摄片则可与乳腺癌鉴别。

3. 如何治疗乳腺导管内乳头状瘤

　　乳腺导管内乳头状瘤以手术切除为主要治疗手段,手术方式很多,主要根据病变性质和病变范围而定。近年来,随着纤维乳管镜在临床诊断、术前活检及辅助定位技术的应用逐渐成熟,使手术方式趋向微创化发展,有效地缩小了手术切除的范围。有学者研究乳管镜直视下直接手术切除乳腺导管内病灶及在纤维乳管镜、B超联合引导下应用Mammotome旋切系统切除病灶,对于部分孤立性导管内乳头状瘤,可切除病变而达到治疗目的,但对于多发的导管内乳头状瘤,该类术式并不适用,仍有一定的局限性。

4. 乳腺导管内乳头状瘤术后多久复查,查哪些项目

　　对于已经进行了手术,并且病理明确为导管内乳头状瘤患者,术后应密切随访,一般每3～6个月应行乳腺B超检查,其他检查项目则根据需要加选。另外,应提醒患者密切关注乳头溢液情况,如发现乳头溢液,应及时就诊。

5. 中医怎么认识乳腺导管内乳头状瘤

　　乳腺导管内乳头状瘤以血性溢液为主要症状者,中医辨证属"乳衄"范畴。乳衄大体可分为肝经郁火、脾不统血两种证候类型。① 肝经郁火证的临床特点是乳头溢血量较多,色鲜红或紫红,压之胀痛,或乳房胀痛;同时伴有烦躁易怒、两胁胀痛、胸闷嗳气、口苦口干等症状;舌红、苔薄黄、脉弦。治疗要应用疏肝理气,清泄肝火之法,方选丹栀逍遥散加减。② 脾不统血证的临床特点是乳头溢血色淡红,或为红黄相间,质清稀,劳累后溢液量增

多；同时伴有面色少华、神疲倦怠、心悸失眠、食欲不振等症状；舌淡苔薄，脉沉无力。治疗可采用益气健脾，养血摄血之法，选择归脾汤加减。

第四节　乳房部脂肪瘤

1. 什么是乳房部脂肪瘤

门诊有患者拿着乳腺B超单来找医生，一看原来是乳腺脂肪瘤。患者问："听说过乳腺纤维腺瘤、导管瘤，乳腺脂肪瘤到底是个什么东西？"确实，脂肪瘤通常发生于颈、肩、背部及四肢近端等部位的皮下组织或其他软组织间，发生在乳房内较少见。

乳房部脂肪瘤病是来源于乳腺脂肪组织的一种良性肿瘤，且大多数在浅表的皮下脂肪组织内，少数位于腺体间脂肪，极少数位于乳房后间隙，单发为主，也可多发。可发生于任何年龄，但常见于中年以上妇女，且肥胖者较为常见。由于平时无疼痛等不适，而且质地较软，故很少引起患者的注意，常在B超体检时发现。

2. 乳房部脂肪瘤需要手术吗

如果临床诊断为乳腺巨大脂肪瘤，其影响乳腺外形美观并造成生活不便，可选择手术切除，手术方式首选肿块切除术。

3. 乳房部脂肪瘤和饮食有关吗

乳房部脂肪瘤多见于40岁以上，脂肪较丰满的乳腺内。因此，有些专家认为一些高热量的食物需要少吃，如牛排、热巧克力、冰激凌等，这些食物会加重患者的体重，形成肥胖，从而引起脂肪瘤的发生。另外，除了饮食上注意预防保健以外，临床上的精神护理也要做到：解除忧虑、紧张情绪，保持愉快的精神状态,积极配合治疗。但是,饮食与生活起居在预防乳房部脂肪瘤的发生中所起的作用还需要进一步研究证实。

第五节　乳腺错构瘤

1. 什么是乳腺错构瘤

乳腺错构瘤又称脂肪腺瘤,其病因多为胚胎发育时期乳腺发育异常造成乳腺各种成分结构比例紊乱。该病好发于中青年女性,通常为无痛性的单一肿块,质软,边界清楚,表面光滑,活动度好。与周围组织无粘连,错构瘤是一种由正常乳腺组织构成的境界清楚的结节,边界清楚,有包膜,常见假血管瘤样增生。

2. 如何检查乳腺错构瘤

影像学检查中,钼靶摄片可发现圆形或类圆形阴影,密度不均匀,边缘光滑。B超可发现内部团块回声不均匀。错构瘤行空心针穿刺活检时常因与正常腺体组织相似而被混淆,镜下表现常由成熟脂肪和乳腺实质以不同比例混合而成,给人一种"乳腺中的乳腺"的感觉。

乳腺错构瘤是少见的良性病变,预后较好,几乎无复发和转移,临床处理类似乳腺纤维腺瘤,只需单纯肿物切除,不需其他辅助治疗。

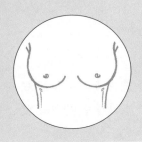

第七章
乳腺癌

第一节　乳腺癌的流行病学

1. 乳腺癌是女性最常见的恶性肿瘤吗

乳腺癌是女性最常见的恶性肿瘤。2015年全球女性乳腺癌新诊断病例240万例，占全部女性恶性肿瘤发病的25%。2015年我国新诊断出的女性恶性肿瘤中15%为乳腺癌，约26.86万例，在过去10年，我国乳腺癌发病率增加了将近1倍，发病趋势年轻化，严重威胁妇女的身心健康。值得庆幸的是，中国女性乳腺癌死亡率低于世界发达国家及发展中国家的平均水平。

2. 得了乳腺癌相当于被判了"死刑"吗

大多数人对癌症的认识还停留在"口口相传"的层次上，往往会谈癌色变。就乳腺癌而言，Ⅰ期乳腺癌和原位癌（导管原位癌、小叶原位癌等）5年的生存率超过95%。有学者提出了慢性病管理的思路，也就是说，把乳腺癌和高血压、糖尿病一样看作慢性病来对待，坚持按时服药，定期体检。近20年来，乳腺癌的发病率不断升高，但是总体病死率有不断下降的趋势，这得益于乳腺癌的早期诊断和预防工作，也得益于乳腺癌综合治疗的不断进步。

3. 乳腺癌会遗传吗

相信很多人都知道好莱坞女星安吉丽娜·朱莉，她选择预防性切除双侧乳房，原因是从母亲那里遗传了 *BRCA1* 基因，因此罹患乳腺癌的概率较高。目前认为乳腺癌发生原因可分为两大类，即遗传和环境。

那么，什么叫遗传性乳腺癌？具有明确遗传基因的乳腺癌为遗传性乳腺癌。流行病学认为，约80%的遗传性乳腺癌是由于位于染色体17q12-21的 *BRCA1* 基因（占40%～45%的病例），或位于13q12上的 *BRCA2* 基因（占35%～40%）的突变引起的。其他20%的病例与多种基因的突变相关。

4. 乳腺癌和父亲有关吗

遗传性乳腺癌和基因相关，基因是由父母传递给我们的。也就是说，不仅母亲，父亲也可能是乳腺癌的传递者。同样，男性也有乳房，也可能患遗传相关性乳腺癌，即男性也可能从父亲或母亲那里遗传到乳腺癌。

5. 遗传性乳腺癌和家族性乳腺癌有区别吗

家族性乳腺癌和遗传性乳腺癌是两个不同的概念，虽然两者间密切相关。家族性乳腺癌具有家族聚集性特点，不同学者对其定义不同，但普遍认为在一个家族中有2例具有血缘关系的成员患有乳腺癌，即为家族性乳腺癌。大部分遗传性乳腺癌均表现为家族聚集性。在乳腺癌人群中，家族性乳腺癌占20%～25%，遗传性乳腺癌占5%～10%。遗传性乳腺癌多有家族聚集性特征，但不是有家族聚集性特征的就一定是遗传性乳腺癌，一定要有明确的乳腺癌相关基因的改变。

6. 乳腺癌会不会传染

大家都有常识，流感往往是因为传染得病的。先来了解一下什么是传染，传染性疾病多是有细菌、病毒或支原体等微生物引起的，从宿主传递给受体的疾病。对于乳腺癌，即使正常人和患者亲密接触，乳腺癌细胞也很难传播到正常人体,哪怕是乳腺癌组织接种到正常人身上,因人体的免疫排异等因素,癌细胞也很难存活。所以乳腺癌是不会传染的,隔离乳腺癌患者更是无稽之谈。

7. 乳腺癌和哪些因素相关

主要分为两类,第一类是不可能改变的危险因素;第二类是可以改变的因素。

（1）不能改变的危险因素

1）性别（男/女=1/100）

2）年龄＞40岁

3）乳腺癌家族史

4）种族遗传背景

5）初潮年龄早

6）绝经年龄晚

7）乳房不典型增生

8）多发的乳腺良性疾病等

（2）可能改变的危险因素

1）外源性的雌孕激素治疗

2）长期口服避孕药

3）高热量、高脂肪饮食

4）绝经后肥胖、超重

5）酗酒、吸烟、日夜颠倒、久坐的生活方式

6）未育或者首次分娩年龄大于35岁

7）多思多虑、爱纠结的性格等

8. 乳腺癌是因为雌激素过多吗

雌激素是维持女性生理特征及功能的重要的内分泌激素之一,大多数

人都处于正常范围内,与乳腺癌的发生无关。有些人的乳腺细胞发生异常改变,其表面的雌激素受体和雌激素结合,从而形成恶性的生物学行为,但是乳腺癌有不同的类型,如三阴性乳腺癌与雌激素无相关性。

9. 不生育或少生育容易导致乳腺癌吗

随着社会的发展,人们追求时尚和自由,很多女性选择单身、不生育(人流和不哺乳除外)。这些都是影响乳腺癌发病潜在的因素。雌激素的暴露水平对乳腺癌的发生有着重要影响,内源性、外源性雌激素水平增高或维持时间增长可能是乳腺癌发病风险增加的因素。女性妊娠期间,雌激素水平下降,孕激素水平升高,减少了暴露的时间。未生育或少生育可能减弱孕激素的保护作用,相对延长雌激素的作用时间,使得罹患乳腺癌的风险增高。

10. 运动对乳腺癌患者有什么好处

乳腺癌患者在疾病的诊治期间往往会出现心理和生理问题,如抑郁、焦虑和潮热等。适当的运动有助于减轻这些症状。可以选择有氧运动为主,如快走、慢跑、瑜伽和太极等中低强度的运动。每次30～60分钟,每周3次。同样适当的运动还可以维持健康的BMI指数,对乳腺癌的预后有利。

11. 乳腺癌与饮食习惯有什么关系

研究发现高脂饮食增加乳腺癌发病风险。脂肪本身没有致癌的作用,但是高脂饮食使体重增加,脂肪细胞可产生芳香化酶,该酶可诱导肾上腺等分泌的雄性激素转化为雌激素,继而通过垂体和卵巢的调节作用,使血液中催乳素和雌激素水平升高,导致人体内分泌紊乱,从而诱发乳腺癌。

在西方国家有研究表明高频次的饮酒会使患乳腺癌的危险性明显增加,可能和饮酒导致肝脏灭活雌激素的能力降低有关。

相反,有些食物则可以一定程度上降低罹患乳腺癌的风险,如膳食纤维、某些微量元素、高质量的蛋白质等,就膳食纤维而言,有研究表明,食谱中每增加20 mg的膳食纤维,患乳腺癌的风险降低15%,建议平时多食用水果和蔬菜。

需要强调的是,乳腺癌的发生和多种因素相关,并不是饮食健康了就一定可以远离乳腺癌,也就是说,虽然这些食材可能有防乳腺癌作用,但不可过度食用。

12. 情绪和乳腺癌的发生有关吗

不良情绪可能诱发肿瘤或促进肿瘤,早在19世纪就有科学家提出这个观点并且做了临床回顾性试验。最后得出结论:不愿意表达个人情感、情绪压抑是癌症患者常见的心理特点。临床也发现,很多乳腺癌患者发病前有抑郁、悲伤,或暴躁易怒等不良情绪的长久刺激。总之,不良情绪和乳腺的发生、发展不无关系。

13. 生活中如何预防乳腺癌

乳腺癌的预防措施一般来说是三阶梯式的:针对所有女性都可以采取生活方式的调节来预防,针对高危女性可以考虑采取药物预防,对于风险非常高的女性还可以考虑预防性乳房切除手术。

在乳腺癌的危险因素中,有些是不能改变的,如年龄和家族史;有些是可以部分改善的,如生育年龄和哺乳;而能够完全主观控制的因素唯有生活方式的调节。无论何种类型的指南都将生活方式的预防列为首先考虑的内容,所以无论是否高危人群,是否需要药物预防,生活方式方面的调节是所有女性都应做的,然后才进行风险评估和更有效的筛查,并实行预防措施。

(1)体重控制

超重与乳腺癌发生之间的关系已经被众多研究所证实,无论在绝经前人群还是绝经后人群。

（2）饮食结构

单一的食物组分并不能降低乳腺癌发病率，保持健康的饮食结构才与降低患病率明确相关。健康的饮食结构是指饮食多样，配比合理，而并非排斥肉类或油脂类食物，也不是一定以蔬菜、水果为主的食物结构。

（3）体育锻炼

研究证实通过体育锻炼可以降低乳腺癌的患病风险。有Meta分析纳入了73项体育锻炼与乳腺癌患病的相关性研究，证实了每周保持中等及以上强度的体育锻炼者较之不锻炼的人群其发病率降低约25%。尽管指南建议的运动强度是每周150分钟的中等量运动或者75分钟的高强度运动，但何为最佳运动强度和运动时间仍然没有定论，需要依个体情况而定，同时也需要更多的研究数据。

（4）酒精摄入

饮酒与乳腺癌发病率和病死率的相关性似乎没有太多争议。一篇Meta分析纳入了10个欧洲国家的23个医疗中心的共380 395名女性，随访12.6年，发现酗酒者的癌症相关性死亡风险升高，但适量饮酒（0.1～5.0 g/d）的女性比从不饮酒的女性表现出更好的癌症相关性生存（cancer-related survival）。

14. 预防乳腺癌如何用药

目前，有关乳腺癌药物预防指南有4个体系：USPSTF、ACS、NCCN和NICE，对于采用药物预防的时机界定略有不同。USPSTF和ACS指南将5年患乳腺癌的绝对风险高于1.66%界定为高危人群，但建议风险增加至3%时采用药物预防；NICE指南则将终生患乳腺癌的风险超过17%界定为高危，可以考虑采用药物预防；当患癌风险超过30%时推荐采用药物预防。预防药物包括他莫昔芬、雷洛昔芬。此外，芳香化酶抑制剂对乳腺癌的预防作用也已经得到初步肯定。

15. 什么是预防性手术切除

对于乳腺癌风险非常高的女性，手术切除双侧乳房是一种可供选择的预防方法。但是，女性乳房既是一个腺体器官，又是女性的性征器官，预防性手术尽管能够最有效地降低风险，但同时带来的手术并发症和术后心理改变也是一个不容忽视的问题。由于目前对于此种预防方法的研究数据尚显不足，高危女性在选择预防性手术之前，应和乳腺科医生、整形科医生以及心理科医生深入探讨手术的必要性、手术范围以及是否即刻行整形再造等相关问题。

好莱坞女星安吉丽娜·朱莉为了预防乳腺癌选择切除乳房腺体，她是 *BRCA1* 及 *BRCA2* 基因突变携带者，根据有关研究数据表明，这一类携带者患乳腺癌的概率明显升高，约达 50%。朱莉家族成员中已有 3 位女性因此肿瘤去世，她的母亲 49 岁确诊卵巢癌，56 岁去世。这些或许是她选择做预防性切除手术的原因之一。

16. 肥胖与乳腺癌之间有着怎样的爱恨情仇

肥胖并不只是视觉上的，而是有具体衡量标准的，即体质指数（BMI），也就是体重质量指数，$BMI=体重(kg) \div 身高^2(m^2)$。根据卫生部《中国成人超重和肥胖症预防控制指南》中推荐的标准，将 BMI 分为低体重（$BMI < 18.5 \text{ kg/m}^2$）、正常体重（$18.5 \text{ kg/m}^2 \leqslant BMI < 24.0 \text{ kg/m}^2$）、超重（$24.0 \text{ kg/m}^2 \leqslant BMI < 28 \text{ kg/m}^2$）和肥胖（$BMI \geqslant 28.0 \text{ kg/m}^2$）。

有学者对 2008 年北京市新发乳腺癌病例 3 460 例研究后发现，绝经后女性，肥胖可增加乳腺癌发生率，同时他们还发现肿瘤直径和淋巴结转移情况均有随着 BMI 增加而加重的趋势，即肥胖会加重乳腺癌病情。有专家对肥胖与女性乳腺癌预后因素相关性进行 Meta 分析发现，肥胖是乳腺癌预后的不利因素。也有研究发现：肥胖与绝经后乳腺癌的发病相关，可能是由于超重的女性的脂肪往往存储在腹部和腰部，而脂肪是激素的"原材料"，部分会"转化"成性激素，继而提高了体内激素水平，增加了乳腺癌的患病可能。

第二节 乳腺癌的诊断检查

1. 乳腺癌常见的临床表现都有哪些

乳房肿块、乳头溢血，及乳房外观改变可能是乳腺癌的症状。① 肿块多为单发，偶可多发。肿块本身质地较硬，边界不清，活动度较差，与周围正常组织粘连，同时感觉不到疼痛。② 乳头溢血溢液一般见于良性疾病，但少数的乳腺癌患者也会出现乳头溢血现象。③ 乳房外观改变，典型表现就是皮肤出现"酒窝"、"橘皮"样改变。乳头出现回缩也是乳腺癌的临床表现。

出现这些症状需及时去专科就诊，医生往往借助影像学检查甚至病理穿刺才可以最终诊断。

2. 乳腺癌还可能有哪些表现

（1）钙化灶

很多人一听钙化灶就心慌，以为钙化灶等同于恶性。事实上，钙化灶也有良恶性之分，钼靶的诊断价值较高。恶性钙化灶多成簇、细小、泥沙状……如果钼靶上发现钙化灶且BI-RADS分类在4A及以上者建议导丝定位下活检。

（2）Paget病（湿疹样乳腺癌）

Paget病的典型症状就是乳头糜烂，脱屑，结痂，可伴有乳头瘙痒、烧灼感，如同皮肤湿疹，进一步进展可成皮肤溃疡，甚至侵犯整个乳头至乳头消失，超过一半的人可伴有乳房肿块。

（3）隐匿性乳腺癌

隐匿性乳腺癌是指表现为腋下肿大淋巴结，活检提示恶性转移，但临床体检和影像学检查（包括B超、钼靶、MRI）不能决定的乳腺癌。一般是发现腋下淋巴结转移性腺癌,排除肺、甲状腺、肾上腺等脏器,病理提示为乳腺癌,但又不同于临床体检无肿块性乳腺癌,后者经各种影像学检查可发现乳腺内的微小病灶、原位癌等。

（4）炎性乳腺炎

原发性炎性乳腺癌的表现常是乳房肿大、皮肤发红、坚实,可伴有疼痛,全乳弥漫性肿大、水肿、充血。当患者有炎性乳腺癌表现时需要活检。

（5）临床体检无肿块性乳腺癌

一般无任何不适及症状,体检中发现。如钼靶检查时的局灶非对称性致密、结构扭曲等,或者MRI检查时的非肿块样强化等。所以,我们要强调的是,定期的体检非常重要！

3. 乳房肿块相当于乳腺癌吗

答案是否定的！乳房肿块有很多种可能,不一定是乳腺癌！

乳房肿块的可能如下。

（1）增生结节

育龄期女性乳房内结节,可有疼痛或触痛,质地较软,随月经变化而周期性减小或增大,B超检查多提示低回声,结构与导管相同,形态规则,边界清晰,质地均匀,无包膜,无明显血流信号,BI-RADS分类多为3类。建议如有乳房内结节,专科医生处就诊,完成相关检查后听从专科医生的意见。

（2）纤维腺瘤

年轻女性多见,肿块圆形或卵圆形,表面光滑,活动度良好,质地中等偏硬,无疼痛或触痛,可单发或多发。

（3）乳腺囊肿

乳腺囊肿其实就是发生于乳房内的充满液体的肿物,具体又可分为单纯囊肿、复杂囊肿、混合囊肿,见第七章。

（4）导管内乳头状瘤

导管内乳头状瘤的临床表现以乳头溢液多见,但是部分导瘤患者可于相应导管处触及肿块,特别是导瘤直径较大,发生于大导管处。

(5)脂肪瘤

属良性肿瘤,与身体其他部位脂肪瘤一样,只是长在乳房部了。随访或手术,请听专科医生的建议。

(6)浆细胞、肉芽肿性乳腺炎

乳房肿物,多伴有疼痛,常突然发生,发展迅速,可有乳房外伤史(孩童撞击等),或有穿戴紧身衣、饮食不当、情绪刺激等诱因,部分患者有先天性乳头凹陷,或精神类疾病史,常发生于产后2～5年的女性,也可是青年女性。一般建议通过B超、MRI,或空心针穿刺活检来明确诊断。

(7)恶性肿瘤

多表现为乳房部无痛性肿块,质地偏硬、活动度差。至于乳腺癌的典型表现,如橘皮样改变、酒窝征、乳头牵缩感则不一定每位患者都有,那毕竟是疾病发展到一定地步才会表现的征象。

如此来看,乳房"肿块"这件事可大可小。如果自己能够知晓其中一二,便不会心生恐惧,在面对医生的建议时,便会多一份信任。

4. 为什么检查后仍不能确诊呢

不管是不是乳腺癌,都应该去医院乳腺科就诊,医生经过查体后可能会让患者做乳腺B超,然后可能是钼靶和MRI等检查,但得到的结论往往是:根据目前的影像学检查尚不能确诊是否为乳腺癌。这是为什么呢?因为每个检查都有它的局限性和适应证,而且影像学检查只能做参考,只有病理学检查才是金标准。

5. 如何看懂乳腺癌石蜡病理报告

目前临床的病理报告分为冰冻切片快速病理和石蜡病理报告两部分。冰冻切片快速诊断是乳腺病变手术治疗的常规检查。外科医生将手术标本送到病理科要求会诊,请病理医生对病变的性质、程度、切缘状况在短时间内做出判断。外科医生将根据冰冻病理报告来决定进一步手术方案。冰冻切片病理诊断的准确率约为95%。石蜡报告是诊断乳腺疾病的金标准，一般在手术后7～10天发出。通常石蜡报告与冰冻报告结果一致，如果存在不符合的情况一般以石蜡病理报告为准。

关于乳腺病理报告的内容，作为患者主要注意几方面。

（1）病理类型

根据肿瘤细胞的形态不同分为不同的病理类型（如浸润性导管癌、小叶癌、化生性癌等），浸润性导管癌是乳腺癌最常见的病理类型。病理类型与预后相关，对判断预后有一定的指导。

（2）组织学分级

病理医生根据腺管形成的程度、细胞核的多形性及核分裂计数可将其分为3级：Ⅰ级（分化好），Ⅱ级（中等分化），Ⅲ级（分化差）。一般来说，Ⅰ级在形态上更像正常细胞，常常生长缓慢，预后好；Ⅱ级则介于Ⅰ级和Ⅲ级之间。Ⅲ级与正常细胞比较差异最大，生长快，恶性程度高，预后差。

（3）肿瘤大小和切缘状态

肿瘤大小并不代表乳腺癌的恶性程度，但是它对乳腺癌（浸润性癌）的分期会有较大影响。切缘阴性意味着手术边缘组织没有残留的癌组织。而切缘"阳性"者往往需要再次手术切除。这对于保乳手术更为重要。

（4）脉管癌栓情况

如果在乳腺癌组织及其周围的血管和淋巴管中发现成团的癌细胞，即脉管癌栓阳性，肿瘤发生复发转移的机会就会增加。

（5）淋巴结转移情况

通常病理报告中淋巴结的转移情况用分数法表示，如4/10，代表手术切除10枚淋巴结中有4枚发现有癌转移。

（6）激素受体情况

目前衡量内分泌治疗效果最重要的指标是雌激素受体/孕激素受体

（英文简称ER/PR），如果癌细胞有ER/PR表达，也就是ER/PR阳性，可以写成ER（+）/PR（+）；相反若ER/PR阴性，报告中则写成ER（－）/PR（－）。不过最准确的病理报告表达应该是清楚地写明阳性细胞所占比例，如ER＞75%（+）、PR 25%～50%（+）等。ER和（或）PR阳性者对内分泌治疗敏感，反之则对内分泌治疗效果不理想。

（7）HER-2

又名HER-2/neu，Cerb-2，是人表皮生长因子（EGFR）家族的成员，该家族4个成员，分别为HER1、HER2、HER3、HER4。15%～30%的乳腺癌会发HER2基因扩增或过表达。HER2过表达也与癌症的预后不良相关。在患者的病理报告中，HER2的表达，关系到患者是否需要接受靶向治疗。

目前判断乳腺癌HER2状态有2种，即免疫组织化学（immunohistochemistry，IHC）和荧光原位杂交（fluorenscence in-situhybridization，FISH）。IHC法利用抗原抗体反应原理检测HER2蛋白的表达，而FISH法则利用DNA变性复性原理检测HER2基因扩增水平。两种方法均用于HER2状态的检测，为临床决策提供重要依据。

对于HER2蛋白质表达水平，应通过经过验证的免疫组化（IHC）方案进行初始检测。一般HER2（3+）代表阳性，可不做FISH检测，直接性行靶向治疗；HER2（2+）疑似HER2蛋白表达，结果不确定，需要进一步性FISH法检测来评判是否为阳性；HER2（0或1+）HER2蛋白表达呈阴性，无须行靶向治疗。需要说明的是，IHC检测结果受不同实验室的质控水平影响，所以有时候即便IHC检测HER2（1+）或阴性，仍会被权威的病理实验室要求进一步行FISH法检查。

（8）Ki67

与细胞增殖相关的核抗原，其比值（表示增殖细胞占总癌细胞的比例）越高说明癌细胞增殖越活跃。其检测结果用百分数和"+"表示，例如Ki67（70%+）。

6. 乳腺癌有几种类型

简单地说，乳腺癌属于上皮来源的肿瘤，分为非浸润性乳腺癌（导管原位癌和小叶原位癌）和浸润性癌，浸润性癌又分为浸润性导管癌和浸润性小叶癌、小管癌、浸润性筛状癌、髓样癌、黏液癌等。

浸润癌即癌细胞突破了上皮基底膜结构，具有破坏性，根据肿瘤类型及分期不同，分为早中晚期。也有人比喻："原位癌类似因受到各种因素约束而没有机会犯罪的坏人；浸润癌似冲破了各种束缚，开始实施犯罪行为的罪犯。"

非浸润性癌又称为原位癌（包括导管原位癌、小叶原位癌），是指癌细胞局限在导管上皮基底膜内的恶性肿瘤，即肿瘤细胞仍未突破导管上皮基底膜，换句话说，它虽然是坏分子，但是被软禁了，还没有到外面去搞破坏的能力，仅有很少，约小于2%的原位癌有腋下淋巴结的转移可能。非浸润癌是乳腺癌的早期阶段。通常通过手术可以彻底切除，预后较佳。一般不用化疗，可行内分泌药物治疗，但是患者选择保乳手术时，根据病情选择放疗。

7. 乳腺癌如何分期

肿瘤分期通常只针对恶性肿瘤，主要用于评判病情、制订相应诊疗计划，也可以为患者及家属了解病情提供参考。

国际抗癌联盟提出的TNM分期法是目前国际上最为通用的分期系统。TNM分期系统是基于肿瘤的范围（"T"是肿瘤一词"Tumor"的首字母）、淋巴结播散情况（"N"是淋巴结一词"Node"的首字母）、是否存在转移（"M"是转移一词"Metastasis"的首字母）进行分期的。每一种恶性肿瘤的TNM分期标准各不相同，因此TNM分期中字母和数字的含义在不同肿瘤所代表的意思不同。TNM分期中T、N、M确定后就可以得出相应的总分期，即Ⅰ期、Ⅱ期、Ⅲ期、Ⅳ期等。有时也会与字母组合进行更精细的分期，如Ⅱa、Ⅲb等。

8. 肿块越大预后越差吗

预后的影响因素很多,包括肿瘤具体分类、级别、大小,淋巴结转移情况,以及肿瘤自身的生物学特征等(图7-1)。同时预后也与治疗措施、患者体质和心理素质等有关。肿块大小是影响预后的一个方面,但并不代表肿块越大,预后就一定越差。

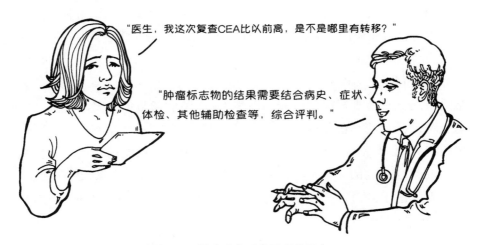

图 7-1   影响肿瘤手术预后的因素

9. 肿瘤标志物是什么

早在19世纪就有科学家提出这个概念,主要是指癌细胞代谢分泌物或癌组织代谢分泌物,还包括体内"新生物"(肿瘤)产生免疫相关的物质。研究发现这些物质在正常生理情况,体内含量极少,只存在胚胎干细胞中,体内发生癌变时就会高表达。目前应用到临床的有20余个,具有辅助诊断意义。与乳腺癌相关的有CEA(癌胚抗原)、AFP(甲胎蛋白)、CA199(糖类抗原)以及CA125、CA153等。

10. 常见的肿瘤标志物有哪些

目前大多医院可检查的项目如下。

（1）CEA

属于细胞表面糖蛋白的一个大家族，该家族已鉴定的有36种之多，可见多种肿瘤等，但升高不一定就是癌，如各型胃炎、消化性溃疡、慢性肝胆疾病、直肠息肉、肺部感染、肠上皮化生及乳腺疾病，正常人吸烟也可能会有一时性中度升高。CEA缺少特异性，一般不作为肿瘤的筛选指标，但可用于肿瘤患者治疗过程中疗效及病情的监测指标。

（2）AFP

正常成人血清中AFP含量很低。血清AFP含量的测定是诊断原发性肝癌和判断预后的重要指标，也可作为肝癌治疗的预后观察指标，但是生理情况下也会有AFP含量升高，如妊娠，一般在胎儿第六周的未分化的肝细胞、卵黄囊和胃肠道开始合成AFP，第十三周达到高峰后逐渐降低，出生后不久即降至成人水平。

（3）CA-125

糖类抗原125（CA-125）是卵巢浆液性囊腺癌的首选标志物，但是卵巢良性囊肿也可见CA-125的升高，可达30%左右。肺癌也可有30%～60%的阳性率。还可见于乳腺癌、胃癌、肠癌等。

（4）CA-153

糖类抗原153（CA-153）存在于乳腺、肺、卵巢、胰腺等恶性或正常的上皮细胞膜上。其他少数消化道疾病也会有增高。

（5）CA-199

消化道腺癌，特别是胰腺癌阳性率大于80%，但是只能以血清或血浆为检测标本。因为含黏蛋白的体液，如唾液、精液、胃液、羊水、尿、卵巢囊肿液以及胰腺、胆囊和十二指肠的分泌物中，CA-199的含量都很高。

（6）CA-724

对胃癌、乳腺癌、结肠癌及其他消化道恶性肿瘤的诊断有参考价值，对卵巢黏液性囊腺癌和非小细胞肺癌具有相对较高的敏感性和特异性。正常成人也有0.6%的检出率。且胃肠道炎性疾病，或饮食如香菇等也可能引起CA-724

升高。

（7）CA-242

通常作为胰腺癌和直肠癌的肿瘤标志物，并用来与良性的肝、胆、胰及肠道疾病相区别，但是正常人也有4%的阳性率。

（8）SCC（鳞癌抗原）

对肺癌的检出率约28.6%，但对肺鳞癌的检出率可达44.4%。在食管、肺、宫颈、皮肤鳞状上皮癌有较高的阳性率。

（9）PSA（前列腺特异抗原）

是一种与前列腺癌相关的抗原，主要由前列腺导管上皮细胞合成，分泌入精浆，微量进入血循环。PSA也并非前列腺特异的，甲状腺也可分泌PSA。女性乳腺、卵巢、子宫内膜等组织以及血清、乳汁和胎儿羊水中都可检测到微量PSA，与女性体内的类固醇激素尤其是孕激素和雄激素水平的调节有关。PSA还有另外一种存在形式，即游离PSA。

（10）NSE（神经元特异性烯醇化酶）

大多数小细胞性肺癌患者血清NSE水平显著升高，对其诊断具有较高的特异性和敏感性。神经母细胞瘤患者NSE水平也明显升高。

（11）AFU（α-L-岩藻糖苷酶）

血清AFU升高常见于原发性肝癌。和AFP相比，敏感性更高，特异性较差。女性妊娠时AFU水平也会增高，并且随妊娠周数的增加而增加，在分娩或终止妊娠后迅速下降，5天后降至正常水平。

11. 肿瘤标志物的值升高就是得癌症了吗

答案是否定的。多种部位（如肠、胃等）的炎症、炎性增生及皮肤疾病（如银屑病、胆汁淤积等）均可导致CEA、CA-199、CA-50、CA-724、CA-125等值轻度升高；医院的试剂、操作因素、标本质量也会影响到所检肿瘤标志物的值。

12. 肿瘤标志物的值在正常范围内就一定不患肿瘤吗

答案也是否定的。很多肿瘤（如乳腺癌）早期不会见到肿瘤标志物的异常，其检出还是需要临床综合评判。那么这种情况监测肿瘤标志物还有意义吗？当然有！可以了解疾病的进展及用药的疗效。

总之对待肿瘤标志物不可轻视，亦不须被吓到；拿到肿瘤标志物的检测结果后要请临床医生结合病史、症状、体检及其他辅助检查予以评判。

13. 什么是21基因检测

随着基因组学的发展，已有数个基因系列的检测结果被证实可以用于乳腺癌预后的预测，进而判断测患者从化疗中的获益，避免过度治疗。21基因Oncotype Dx检测正是其中之一，其有效性及准确性已在各种临床研究中得到了证实。21基因检测的复发分数（recurrence score，RS）分级可作为ER阳性乳腺癌患者复发预测的量化指标，在判断辅助化疗的临床获益程度方面也较传统方法更具优势。但是，我们还要认识到21基因检测在我国的推广有一定的限制性——价格较昂贵，且21基因检测只适用于经典化疗方案，对新的化疗方案的适用性尚未明确。

14. 什么是乳腺癌的分子分型

乳腺癌是一种具有高度异质性的疾病，目前临床上根据免疫组化检测的ER、PR、HER2分为5个亚型（表7-1），并据此分子分型指导临床乳腺癌的个体化综合治疗和预后分析。乳腺癌分子分型对乳腺癌患者的治疗和预后复发预测提供了重要依据，但目前的分子标记物仍不能够满足所有的治疗需求，使其临床实用性仍具有局限性，因此还期待更多更深入的研究。

表 7-1　乳腺癌分子分型

分 子 亚 型	临床-病理替代分类
Lumial A	ER 和（或）PR+ HER2− Ki−67 < 20%
Lumial B（B1 型）	ER+ 和（或）PR < 20% HER2− Ki−67 ≥ 20%;
Lumial B（B2 型）	ER+ 和（或）PR+ HER2 过表达
HER2 阳性	HER2+ ER−和 PR−
基底样型 / 三阴性型 其他特殊类型乳腺癌	HER2−、ER−和 PR−

15. 三阴性乳腺癌没有靶向药物吗

三阴性乳腺癌（triple-negative breast cancer, TNBC）由于 ER、PR、HER-2 表达均为阴性，该类患者无法从内分泌和 HER-2 靶向治疗中获益。许多靶向药物也正在探索中，目前，针对特定蛋白激酶、不同信号通路以及细胞免疫相关的靶向药物与化学治疗共同应用于晚期三阴性乳腺癌的各项研究均取得了初步结果，靶向药物治疗已初步显示出临床获益以及良好的耐受性，期待这些药物能极大改善三阴性乳腺癌患者的预后。

16. 乳腺癌肺转移、骨转移、脑转移、肝转移有何表现

肿瘤的转移主要有两种形式：淋巴转移和血行转移。乳腺癌淋巴转移主要转移到腋下，其次是锁骨上下淋巴结；血行转移常见部位主要是肺，其次为骨、肝、脑等组织器官中。

乳腺癌患者往往是在检查中发现转移，很少有等到有临床症状时才发现的。

肺为乳腺癌最常见的转移部位，开始一般表现为咯血等，且对抗生素治疗无效。骨转移也很常见，一般以胸腰椎、骨盆及肋骨多见，表现为受损部位的骨骼疼痛。乳腺癌肝转移的症状有发热、乏力、腹胀、食欲缺乏、体重下降等，继而出现腹水、黄疸、肝大等临床症状和体征。除了这些，一定要结合影像检查（必要时局部活检）确诊。考虑肺转移可以复查胸部增强CT，骨转移复查骨扫描，肝转移可以腹部的CT或者磁共振成像。

第三节　乳腺癌的手术治疗

1894年，美国外科学家Halsted创造性地实施了第一台经典乳腺癌根治术，一百多年来，乳腺癌的手术治疗经历了四个阶段的发展：20世纪50年代的扩大根治术；20世纪60年代的Patey和Auchincloss改良根治术；20世纪80年代至今，受到Fisher等学者提出的对乳腺癌认识的生物学理论的影响，保乳手术的临床研究不断开展；近年来，前哨淋巴结活检术的兴起成了一个里程碑式的进展。

1. 目前常用的乳腺癌手术方式有哪些

手术切除肿瘤是早期、中期乳腺癌首选的治疗方式，手术方式有经典根治术、扩大根治术、改良根治术、单纯切除术以及保乳手术。目前，仍常用于临床的有乳腺癌改良根治术、乳腺癌保乳术、单纯乳房切除术、前哨淋巴结活检术。首先简单介绍一下这几种手术方式的发展过程和特点。

（1）乳腺癌改良根治术

20世纪80年代以来，乳腺癌根治术已经越来越少用，已基本被改良根治术所取代，治疗效果等同于根治术。随着改良根治术的广泛开展，普遍认为，局部可以手术切除的患者，都适合改良根治术。

（2）乳腺癌保乳术

保乳手术是乳腺癌手术治疗的重大变革。20余年来诸多国际大型临床研究发现，手术范围的大小并非乳腺癌预后的决定性因素，治疗效果取决于对远处微小转移灶的控制程度。加之患者对术后生存质量要求的提高，最大限度保留乳房外观有助于建立良好的心理状态，减少术后并发症的发生。

（3）单纯乳房切除术

随着乳腺癌生物学的深入研究，曾经被根治术所取代的单纯乳房切除术重新被重视起来。单纯切除术的范围仅包括全部乳腺组织以及胸大肌筋膜，主要适用于非浸润性或腋窝淋巴结无转移的早期乳腺癌，以及局部较晚期只能行姑息切除和年老体衰的患者。

（4）前哨淋巴结活检

直至20世纪90年代，前哨淋巴结活检为乳腺癌局部腋窝淋巴结的处理提供了新的思路，通过前哨淋巴结活检，使腋窝淋巴结阴性的患者免于行腋窝淋巴结清扫，从而简化手术程序、缩短手术时间、提高乳腺癌患者术后的生活质量。

2. 改良根治术与传统根治术的区别是什么

在我国，由于患者的观念和部分地区医疗的条件限制，改良根治术目前仍是乳腺癌的主要手术治疗方式。与传统的根治术相比，改良根治术减少了对机体的破坏，保留了胸大肌，也使得患侧上肢的功能得以保留。

乳腺癌改良根治术除了尽量保留胸大肌、胸小肌和相应神经外，其余步骤与经典根治术相同。目前，关于腋窝淋巴结清扫的临床意义与改良根治术刚出现时相比有明显的变化，进行腋窝淋巴结清扫术主要目的是明确腋窝分期以了解预后，故手术清扫的程度可略有不同。

3. 哪些患者适合做保乳手术

前面提到保乳手术的诸多优势，但很多患者对保乳手术还是存在顾虑，主要原因是对于治疗效果的担忧。事实上，保乳手术若要达到与改良根治术相等的安全性，必须谨慎掌握适应证，最必要的条件为切缘阴性和有效的放疗。具体哪些患者适合或禁忌行保乳手术呢？

（1）关于肿瘤大小

国内外无统一界定，大多认为3 cm以下肿瘤切除后能基本上满足外形和切缘的双重需要。对于大小为3～5 cm的肿瘤，若患者主观强烈要求保乳，可视其乳房大小考虑是否需要先行新辅助化疗再进行手术。

（2）关于肿瘤位置

位于中心象限或伴有乳头溢液的乳腺癌的患者都不是适合保乳的对象，保乳手术要求肿瘤距乳晕缘2 cm及以上。

（3）淋巴结转移情况

有腋窝淋巴结转移并非保乳的绝对禁忌，但如有可触及的多个淋巴结转移或融合，则预示着预后不良，因此出于美观考虑而选择的保乳手术有无必要就存在着争议。

（4）病灶数量

单灶的乳腺癌适合保乳手术，多灶、多中心的乳腺癌由于切除范围广且局部复发率高，是保乳手术的禁忌证。

（5）可否接受放疗

有效的放疗是实施保乳手术的必要条件，因此，不能耐受放疗者（如患有胶原血管性疾病等）为保乳手术的禁忌人群。

（6）复发风险

NCCN指南（2015年版）中指出，年龄在35岁以下及有*BRCA1*及*BRCA2*基因突变的绝经前乳腺癌患者为保乳手术的相对禁忌人群。

（7）存在广泛导管内癌

存在广泛导管内癌成分的患者进行保乳手术后仍会有较大的亚临床肿瘤负荷，放疗难以杀灭，从而成为术后局部复发的危险因素。

除上述条件外，需要患者有保乳意愿且愿意接受术后的放疗，方能进行保乳手术,应到具备保乳手术、放疗、化疗及术后随访条件的医院进行手术。

4. 哪些患者不适合做保乳手术

相较于传统的改良根治术,保乳手术更能提高患者生活质量,帮助患者重建自信,但并非所有的早期乳腺癌患者都适合保乳手术。

保乳手术的绝对禁忌证包括:① 有同侧乳腺或胸壁放疗史。② 妊娠且需要在妊娠期行放疗。③ 患者不能配合术后放疗。④ 乳腺钼靶摄片显示弥漫的可疑恶性的微小钙化。⑤ 多中心病灶,难以保存理想外形。⑥ 肿瘤经局部广泛切除后切缘阳性,再次切除后仍不能保证病理切缘阴性。⑦ 特殊的炎性乳腺癌患者。

保乳手术的相对禁忌证包括:① 累及皮肤的活动性结缔组织疾病。② 肿瘤体积大(肿块 > 5 cm),病理类型分化度差。③ 局部病理学检查切缘阳性。④ 存在 *BRCA1* 及 *BRCA2* 基因突变的绝经前妇女。⑤ 小于35岁的女性。

对于年龄大于70岁、淋巴结阴性、ER/PR 阳性的乳腺癌患者,施行保乳手术,如果病理学检查切缘阴性,术后口服他莫昔芬或芳香化酶抑制剂,可以考虑不使用术后放疗。保乳手术除了要求患者病期较早外,还要求手术医生具备娴熟细致的外科操作技巧,并具备有效的术前影像学检查手段以评估病情、必要的放疗设备及正规系统的全身治疗作为保障。

5. 什么是前哨淋巴结活检

乳腺腺体、皮肤及皮下组织中有丰富的淋巴管丛,并且相互吻合成网,通过集合淋巴管汇入区域淋巴结,大约75%的乳腺淋巴引流至腋窝淋巴结。那么何谓前哨淋巴结呢?前哨淋巴结是首先直接接受原发性肿瘤淋巴引流的淋巴结,即原发肿瘤区域淋巴结引流的第一站,也是肿瘤最可能转移的部位。因此,前哨淋巴结作为乳腺癌患者淋巴结回流途径的第一个淋巴结,具备了判别区域(如腋窝)淋巴结转移情况的可能性。目前,乳腺癌前哨淋巴结活检的方法主要有生物染料着色技术、放射性核素标记示踪技术,或两种方法同时使用,以上3种检测方法的检出率大致接近。

　　临床检测为腋窝淋巴结阴性的乳腺癌患者,即为适合进行前哨淋巴结活检的人群。此外,对于全身状况差、老年体弱等不能耐受较大手术者,也可先行前哨淋巴结活检以确定进一步手术方式。若患者乳房部或腋窝曾接受过放疗、手术,或处于妊娠、哺乳期以及示踪剂过敏者,皆不宜行前哨淋巴结活检。

6. 前哨淋巴结活检阴性就可不行腋淋巴结清扫吗

　　目前,对于前哨淋巴结活检阴性的乳腺癌患者,其腋窝淋巴结的处理方式仍具有争议。一般认为,前哨淋巴结阴性不需要进行腋窝处理;即使存在孤立肿瘤细胞团也不推荐常规施行腋窝淋巴结清扫术;若存在单个前哨淋巴结微转移,在接受保乳治疗(联合放疗)时,可不施行腋窝淋巴结清扫术(其他情况下的处理同宏转移);当出现宏转移时,进行腋窝淋巴结清扫术是标准的治疗方式。

名词解释

　　孤立肿瘤细胞团:单个细胞或最大径 ≤ 0.2 mm 的小细胞簇,单张组织切片不连续或连续的细胞簇 ≤ 200 个细胞。

　　微转移:肿瘤病灶最大径 > 0.02 mm,但 ≤ 2 mm,或单张组织切片不连续,也或接近连续的细胞簇 > 200 个细胞。

　　宏转移:淋巴结内存在一个以上 > 2 mm 的肿瘤病灶,其他阳性的转移淋巴结至少微转移。

　　然而,前哨淋巴结活检的假阴性问题是避免腋窝淋巴结清扫术的主要障碍。2014年美国临床肿瘤学会(ASCO)报道了前哨淋巴结活检的假阴性率达4.6% ～ 16.7%,年龄、肿瘤位置、肿瘤大小、多灶性癌以及进行新辅助化疗等因素都会影响前哨淋巴结活检检出率。虽然有越来越多的关于前哨淋巴结活检假阴性问题的研究，为降低假阴性率提供了许多循证的临床证据和方法，但是如何根据患者的病情特点采取不同的"保腋"方法，使患者真正从前哨淋巴结活检中获益，仍需要多学科的协作和努力。

7. 哪些乳腺癌患者不适合手术

虽然手术切除肿瘤是乳腺癌首选的治疗方式，但由于患者的全身状况、晚期或炎性乳腺癌局部病灶的限制，存在以下情况者不宜进行手术或需暂缓手术。

（1）全身状况

存在远处转移；年老体弱不能耐受手术；合并重要脏器功能障碍不能耐受手术；呈现恶病质，一般情况差。

（2）局部情况

Ⅲ期乳腺癌患者出现皮肤橘皮样水肿超过乳房面积的1/2以上、乳房皮肤出现卫星状结节、乳腺癌侵及胸壁、胸骨旁淋巴结转移、锁骨上淋巴结转移，及患侧上肢水肿几种情况之一；出现炎性乳腺癌；出现肿瘤破溃、皮肤橘皮样水肿超过乳房面积的1/3以上、肿瘤病灶与胸大肌固定、腋窝淋巴结最大径超过2.5 cm、腋窝淋巴结相互粘连，或与深部组织粘连的几种情况之二。

8. 乳腺癌手术，术前需要做哪些准备

（1）关于术前检查

术前需常规进行的检查项目包括血常规、肝肾功能、电解质、凝血功能、血糖、尿常规、肿瘤指标、各项病毒检查、血型鉴定、心电图、胸片、肺功能、乳房B超、乳腺钼靶、肝胆胰脾肾B超等。因此术前不要离开病区，以免影响术前检查的进行。

（2）关于手术区皮肤准备

术前需要剔除手术区域（包括乳房、腋下）的体毛，以便于术前消毒，避

免感染的发生。

（3）其他术前常规要求

为了防止麻醉反应，应于术前12小时禁食，4小时禁水，其目的是排空胃内容物。因为麻醉后人的意识会暂时消失，若胃中的食物和水反流到口腔、气管，会造成肺部感染甚至堵塞气管造成窒息，但高血压患者需要常规服用降压药，可以干吞药片或喝一小口水。

由于月经期患者脱落的子宫内膜含有较多纤溶酶原激活物，导致血液中纤维蛋白溶解系统活动增强，出血量增多，会增加手术危险性。故患者需将月经周期提前告诉医生，选择避开行经期的时间进行手术。

此外，手术当天应取下所有的首饰、假牙等，因为手术一般使用电刀，会和金属饰品产生局部短路，造成皮肤烫伤。

（4）关于术前心理调整

手术前，主治医生会和患者及家属进行术前谈话，告知手术相关注意事项和可能存在的风险。患者应调整紧张情绪，放松心情，并配合护士完成各项检查和准备工作。保证充足睡眠，必要时可在医生指导下服用镇静药物，家属应当给予患者鼓励和安慰（图7-2）。

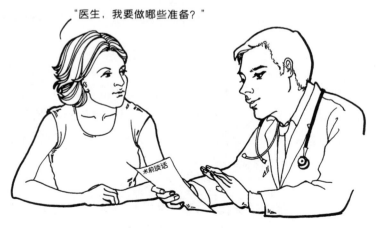

图7-2　术前谈话

9. 乳腺癌手术后要注意什么

（1）关于术后发热

无菌手术后一般容易出现吸收热，体温在37.5～38.5℃波动，为轻中度发热。吸收热是由于无菌性抗原抗体复合物以及手术应激导致的下丘脑体温调节中枢调定点上移而引起的发热，并非感染性发热，故不要过于紧张，不需要进行特殊处理，通常3天内会自动消失。

（2）关于术后体位

乳腺癌的手术通常采用的是全身麻醉，手术结束后，患者应在复苏室观察，待苏醒并确定无异常后再送入病房。一般术后6小时内须去枕平卧，头转向一侧，以避免口腔内的分泌物吸入气道。原则上，待患者完全清醒后即可下床活动，但由于术后当天患者插有导尿管甚至有胃管，所以一般先摇高床头，活动四肢，待拔出导尿管后再尝试缓慢下床活动。应注意避免下床速度过快造成体位性低血压。

（3）关于负吸引流管

乳腺癌手术后通常会在胸前及腋下放置负吸引流管，以引出皮瓣及腋窝残留的渗血、渗液，促进切口愈合，降低感染的发生率。术后第一天通常会有较多量的渗血，两三天后血性液体量会减少，当引流量减少至每天20～30 mL，并且皮瓣贴合良好时，再由医生判断是否拔出负吸引流管。

（4）关于皮下积液

拔除负吸引流管后，少部分患者会出现皮下积液，这是由于皮瓣与胸壁或与腋窝间有液体积聚，造成皮瓣不能贴紧创面。少量的皮下积液一般无须处理，若积液量多，如见大范围的皮肤隆起，触之有波动感或漂浮感时，可于局部行穿刺，以抽出液体。

（5）关于切口处理

乳腺癌手术后一般第2天换药1次，以观察切口情况，之后如无特殊情况，可每2～3天换药1次。术后10～14天视切口情况（此时表皮层已基本愈合)可予拆线。拆线1～2天后切口局部才能接触水(如洗澡),但不可长时间浸泡。

第四节 乳腺癌的化学治疗

1. 什么是化疗

化疗是化学药物治疗的简称。顾名思义,是通过化学药物杀灭肿瘤细胞达到治疗目的。

从化学药物杀灭肿瘤细胞的原理上讲,是由于肿瘤细胞和正常细胞分裂的过程(细胞周期)不同。相比于正常细胞,肿瘤细胞具有细胞增生活跃、细胞周期短、DNA和蛋白质合成量大的特点。而肿瘤细胞快速进行的细胞周期及细胞内化学物质的合成才给了作用于这些环节的化疗药物发挥治疗作用的机会。基于此,肿瘤细胞和正常细胞对于化疗药物有着不同的敏感性,即化疗药物对于肿瘤细胞具有更强的杀伤作用。

2. 乳腺癌手术后都需要化疗吗

化疗分为术前新辅助化疗和术后辅助化疗(图7-3)。乳腺癌的术后辅助化疗主要针对浸润性癌患者,单纯的原位癌术后不需要进行辅助化疗。术后辅助化疗的选择应基于复发风险的个体化评估、乳腺癌的病理分子分型及个体对于不同治疗方案的反应性,以及患者的整体健康状况和基础疾患、患者的意愿,化疗可能的获益与不良反应等。

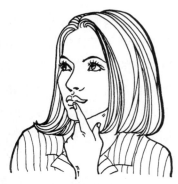

"为什么有些人手术前化疗,有些人手术后化疗?"

图7-3 化疗的时间点

3. 什么是新辅助化疗

新辅助化疗是相对于术后的辅助化疗而言,术前化疗一般称为新辅助化疗。主要用于虽排除了远处转移,但因局部肿瘤过大暂时无法进行手术的患者,或是希望通过术前化疗缩小肿瘤体积,使不可手术者可以手术,不可保乳者能够保乳。所以,术前化疗虽然称为新辅助化疗,但并不是一种新的治疗方法,只是在全身治疗的时间点上与术后辅助化疗不同,这种方法用于乳腺癌已经有40多年的历史。

2015年版NCCN指南和最新的St. Gallen共识一致认为新辅助化疗的适应证是:① 不可手术的局部晚期乳腺癌,临床分期为 Ⅲ 期(不含T3N1M0),用于提高手术切除率。② 可以施行手术的乳腺癌,但临床分期为 Ⅱ 期、Ⅲ 期(仅 T3N1M0),若患者有强烈的保乳意愿,除了肿块大小外,其他条件都符合保乳要求的。③ 对于不可手术的隐匿性乳腺癌,行新辅助化疗也是可行的。

4. 进行了新辅助化疗,术后还需要化疗吗

对于新辅助化疗的疗程、术后是否还需要进行辅助化疗,目前仍有许多争议。有些学者认为,新辅助化疗需要6～8个周期甚至更长,才能达到其目的。手术后一般可以根据术前化疗的周期数、治疗的疗效评估和术后病理诊断结果等选择是否再进行辅助化疗,以及继续选择相同的化疗方案或更换新的化疗方案。鉴于目前尚缺少足够证据证实新辅助化疗后再行术后辅助化疗对于提高生存率的影响,故无法统一标准。一般新辅助化疗加辅助化疗的总周期数为6～8个周期,若新辅助化疗时已经完成了所有的化疗周期,可以考虑不再进行术后化疗。

5. 乳腺癌常用的化疗方案有哪些

自20世纪70年代起,乳腺癌的化疗经历了从有效率仅为20%的单药化疗到联合化疗的发展。从最早以环磷酰胺、氟尿嘧啶、甲氨蝶呤(CMF方

案）为一线的治疗药物，到20世纪80年代起使用蒽环类药物及90年代起使用紫杉类药物，乳腺癌治疗的总有效率得到显著改善。

根据《中国抗癌协会乳腺诊治指南与规范》（2015年版）的推荐，常用的联合化疗方案有：以蒽环类为主的CAF、AC/EC、FEC方案（C-环磷酰胺，A-多柔比星或吡柔比星，E-表柔比星，F-氟尿嘧啶）；蒽环类与紫杉类联合应用的TAC方案（T-多西他赛）；蒽环类序贯紫杉类的AC→T/P、FEC→T方案；以及不含蒽环类的TC、CMF方案等（M-甲氨蝶呤），适用于年老体弱、低度复发风险、有蒽环类禁忌或不能耐受的患者。

需要注意的是，辅助化疗一般不与内分泌治疗或者放疗同时进行，应在化疗结束后再开始其他治疗。化疗时应严格按照推荐剂量、顺序给药，注意配伍禁忌。

6. 常用化疗药物的不良反应有哪些

众所周知，规范的化疗是不可能没有不良反应，而影响其发生的因素通常包括特定的化疗药物、药物的使用剂量、给药的方案和途径，以及患者自身的易感因素等（图7-4）。化疗药物在体内通过一定的时间都能代谢排出，因此大部分化疗的不良反应在化疗停止后都会逐渐消除，一般只需密切观察，按时复查血象等。乳腺癌辅助化疗的常见不良反应主要有胃肠道反应、骨髓抑制、脱发、静脉炎、肝肾功能损害、药物过敏反应及心脏毒性等。简单介绍下常见不良反应的发生机制。

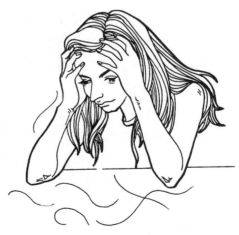

"听说化疗很可怕，掉头发，恶心呕吐，白细胞还会减少……"

图7-4 患者对化疗不良反应的担忧

（1）胃肠道反应

恶心、呕吐以及腹泻是乳腺癌各种化疗方案最常见的不良反应，给患者带来很大的痛苦。化疗引起的恶心、呕吐分为3种，急性呕吐发生于用药后的几分钟至数小时；迟发性呕吐发生于用药24小时之后，可能持续至数日；预期性呕吐见于既往化疗中呕吐控制不佳的患者，在下一次化疗前发生，是一种条件反射。

（2）骨髓抑制

乳腺癌化疗后的骨髓抑制最常见的为白细胞/粒细胞降低，红细胞、血小板降低较为少见。在监测骨髓抑制分度时，需要特别注意两个关键的临界点，一是中性粒细胞绝对值低于1×10^9/L，二是血小板计数低于50×10^9/L，以上两个临界点即是容易出现并发症的信号，也是必须给予干预的指征。

（3）脱发

脱发的发生与否、脱发程度与化疗药物的种类相关，也与药物的剂量、化疗时间长短、联合用药方案及患者的年龄等有关。一般脱发发生率较高的化疗药物，引起脱发的程度也较严重，有些甚至会出现阴毛、腋毛、体表汗毛的脱落。脱发多发生于用药后的1～2周，在3～6周时达到高峰，通常化疗后4～6个月可重新长出毛发，但再生的毛发在颜色及质地上会有所改变。

（4）静脉炎

静脉输液给药时，由于药物刺激，常引起静脉炎，先表现为局部轻微疼痛，进而局部组织发红、肿胀、灼痛，并沿静脉走向出现条索状红线，若药物外溢至皮下，会引起红肿或者溃烂。静脉炎在化疗后10天内都可能发生，需要密切观察。

（5）肝肾毒性

化疗药物导致的肝毒性多发生在长期或大剂量使用时，而肾脏损害多发生于化疗期间，也可发生在长期用药或停药后。

（6）过敏反应

不同化疗药物引起的过敏反应，其表现和程度有所不同。乳腺癌的常规化疗药物中，紫杉醇类药物总体过敏发生率为5%～10%，多发生在用药开始的前10分钟内，表现为呼吸困难、气管痉挛、血压下降、脉搏加速及皮肤过敏等，严重者可发生过敏性休克。铂类药物所致过敏反应大多于静脉注射药物后数秒至数分钟发生，表现为发热、不安、灼热、刺痛、瘙痒、咳喘、呼吸困难、支气管痉挛、出汗、眼睑肿胀、红斑、荨麻疹、斑点状丘疹、血压下降等多样性的特点。

（7）心脏毒性

应用蒽环类药物化疗时，最常见心脏毒性，主要是抑制心肌细胞代谢，导致心肌炎、心内膜炎及心律失常等。严重的心脏损害最终将转归为扩张型心肌病，以至心衰，一般于化疗后20～30年出现。

7. 如何评估化疗的不良反应

根据美国国立癌症研究所（NCI）或WHO发布的关于化疗毒副反应的分级标准评分，Ⅰ级毒副反应可密切观察或予以心理/安慰剂治疗，Ⅱ级毒副反应则应给予适当药物处理，Ⅲ级毒副反应需要严格的药物治疗并对症处理至化疗终止，Ⅳ级为极其严重的毒副反应，需要积极抢救。大多的不良反应可以通过合理的预防和对症治疗得到缓解，下文将详细介绍常见化疗不良反应的检测和处理措施。

8. 化疗期间出现恶心、呕吐、食欲不振有什么办法

首先，患者化疗期间应当注意休息、合理饮食，少吃不易消化的食物，不吃生、冷及有刺激性的食物，每餐不宜过饱，若胃的张力增大，腹压升高，可产生刺激引起恶心、呕吐。其次，既要加强营养，又要注意调整食物的色香味，保持口腔清洁，增进食欲。对于严重的呕吐、腹泻患者，应给予静脉补液，防止脱水，必要时给予营养支持。偶有发生急性胃黏膜病变而出血的患

者,可考虑常规给予5-羟色胺受体拮抗剂,精神性呕吐者也可于化疗前给予地西泮注射。

此外,中医辨证论治,化疗期间扶正培本,采用益气养阴、疏肝和胃等法,调节食欲不振情况,减少恶心、呕吐反应也具有可不忽视的疗效。(详见下文)

9. 化疗期间白细胞减少怎么办

白细胞/粒细胞减少可能导致发热、腹泻以及各系统感染,一旦出现并发症,则会导致更加严重的后果,所以化疗期间应密切监测血象,1周至少复查 $1 \sim 2$ 次血常规。一般化疗后1周易出现白细胞/粒细胞减少,部分患者可能与化疗后第2天、第3天即出现。对于白细胞 $< 3 \times 10^9/L$ 或中性粒细胞 $< 1 \times 10^9/L$ 的患者,通常采用粒细胞集落刺激因子(G-CSF)和单核细胞集落刺激因子(GM-CSF)注射,若白细胞 $< 1 \times 10^9/L$,需要预防性应用抗生素。对于是否需要预防性的应用G-CSF、GM-CSF,目前仍存在争议。

因白细胞/粒细胞减少会引发感染,故而加强化疗期间的日常护理,也可以在一定程度上降低骨髓抑制引发的并发症风险。例如,注意口腔、会阴及皮肤的清洁卫生,避免去公共场所或戴口罩,保持环境清洁等。

关于化疗期间白细胞减少的中医药治疗,见下文详述。

10. 化疗期间出现红细胞/血小板减少怎么办

虽然发生骨髓抑制时以白细胞下降最为迅速、程度最明显,红细胞、血小板一般不会在短时间内发生较大变化,但当出现了Ⅲ度及以上的红细胞、血小板降低,应给予及时有效的处理。比如采取红细胞成分输血、注射重组人促红细胞生成素(能调节红细胞的生成)、补充铁剂、维生素B$_{12}$、叶酸等,血小板减少并且有出血倾向的患者,应予输注单采血小板或新型药物重组人促血小板生成素(为特异性的巨核细胞生长因子)。

11. 化疗期间出现脏器功能损伤要停止化疗吗

乳腺癌化疗引起的肝肾功能损伤通常为一过性并且自限型的，按照毒副反应评分标准，大多不需要停止化疗，但化疗过程中还应当定期检测肝肾功能，少数出现肝肾功能损伤的患者需要进行保护肝肾功能的药物治疗。

化疗若导致对心脏的毒性则较为严重，应于化疗前了解患者有无心脏病史，检测心电图、心超等；严格控制用药剂量，例如多柔比星、表柔比星总剂量大于 450 mg/m^2、900 mg/m^2 时，心脏毒性将明显增加；尤其对于老人、有心脏病史或进行胸部放疗者，应通过放射核素和心超密切监控其左心室射血分数。

12. 化疗药物引起的过敏反应严重吗

过敏反应的严重程度不同，有些化疗药可以导致皮肤过敏反应，如使用吉西他滨可出现皮疹，多发生在前胸、后背和面部，称为丘疹脓疱症状，可咨询医生对症处理。

前文中提到，紫杉醇类药物过敏反应严重者可发生过敏性休克，为防止患者发生过敏反应，所有患者通常在使用紫杉醇类化疗药物前应予以地塞米松口服，若发生过敏性休克，及时按照休克的常规处理方案进行抢救。

而铂类药物所致的过敏反应多属于Ⅰ型超敏反应，即初次应用时往往不发生，而是在多次应用后发生，一般使用甾类激素和（或）抗组胺类药物可以有效地预防和治疗。

13. 化疗期间应该怎样合理安排饮食

化疗期间，应合理安排饮食，可根据化疗周期的时间安排不同的饮食。

（1）化疗前

应均衡饮食，每天饮食中包含谷类（大米、面食等）、蔬菜水果类、肉禽蛋类（瘦肉或鱼肉）、奶及豆制品类等，加餐以水果为主。化疗前一天应吃低脂肪、高碳水化合物、高维生素和矿物质饮食。可选择的食物有大米、面食、鱼肉、鸡蛋、瘦肉、豆腐、蔬菜及水果等。

（2）化疗期间

由于化疗药物在杀伤肿瘤细胞的同时难免会产生相应的毒副反应，如导致免疫力低下、白细胞减少、消化道黏膜溃疡、脱发等。故化疗前期，患者应补充高蛋白质食品，如奶类、肉类、红枣、赤豆等。另外，河蟹、黄鳝、黑鱼、牛肉等有助于升高白细胞。化疗期间无绝对的饮食禁忌。若出现食欲不振、消化不良，可适当增加健脾开胃的食品，也可接受中医中药调理，改善化疗不良反应，使患者更好地度过化疗期。

14. 中医防治化疗不良反应的优势在哪

中医学以其自身独特的理论，个体化的辨证治疗为改善化疗不良反应做出了贡献。不仅使患者在化疗过程中减轻了痛苦，提高了化疗的完成率，而且给化疗的中药增效增敏、延长患者术后的生存时间等带了希望。中医防治化疗各种不良反应的思路和优势主要有哪些呢？

（1）消化道反应

化疗过程中出现消化道反应极为普遍，主要症状包括恶心、呕吐、食欲不振、腹胀、嗳气、呃逆等。中医治疗以整体观念，辨证论治为纲要，以胃气上逆为主，治以和胃降逆；以腹胀纳呆为主，治以补气健脾、利气开胃；若以胸闷泛呕为主，当以利湿化浊、健运脾气为治法；以腹痛为主要症状，以疏肝理气之法治之。

（2）骨髓抑制

化疗引起的骨髓抑制，因程度的不同，除血象中白细胞/粒细胞、血小板、红细胞降低外，临床症状可表现为头晕乏力、肢体懒动等，中医治疗辨证化裁，随症加减。例如，以乏力、头晕眼花、心悸、面色㿠白、毛发脱落为主要表现的气血两虚型，治以补气养血、活血骨髓；而以头晕乏力、腰膝酸软、面浮肢肿、食少便溏为主要表现的脾肾两亏型，可治以温补脾肾；以头晕耳鸣、心烦不宁、腰酸乏力或潮热盗汗为主症的肝肾阴虚型，当治以滋补肝肾，充实骨髓。除上述辨证用药外，临床上也广泛地应用地榆升白片、双黄生白颗粒等中成药制剂防治化疗引起的白细胞减少症，疗效明显，方便服用。

（3）静脉炎

由于个体差异和不同化疗药物的影响，部分患者静脉注射化疗药物时会发生静脉炎，中医外治方法各异，大多能取得显著的效果。常以清热解毒、活血化瘀的药物研成粗末，或水煎或蒸热后外敷患处。

（4）脏器功能损伤

化疗药物损伤肝肾、灼伤阴精，致使肝失疏泄、湿热邪毒结于肝胆，可出现胁痛、口苦、腰酸、尿少甚至皮肤目珠黄染等表现，血生化检查可见白蛋白减少、谷丙转氨酶、谷草转氨酶、尿素氮、肌酐升高等。中医治疗常以清利肝胆、滋补肝肾为法，根据具体辨证，或加用清热利湿退黄之品。

心肌损伤症见心悸、气短、心烦、夜寐欠安等，心电图检查可见心律不齐、期前收缩（早搏）、ST段或T波改变，心超或见心功能减低，此系化疗药物损伤心阴、耗伤心气、心之气阴亏虚所致，治法以益心气、养心阴、宁心安神为主。

第五节　乳腺癌的放疗

1. 什么是放疗

放疗指的是放射治疗，是利用一种或多种电离辐射对肿瘤进行杀灭的一种治疗方式。放射线可以使肿瘤细胞的DNA发生损伤，代谢和生长受到抑制，最终使肿瘤细胞凋亡。

2. 化疗无效了才需要放疗吗

化疗和放疗都是肿瘤的重要治疗手段，乳腺癌放疗是综合治疗的一部分，需要根据患者不同情况决定采用哪种方法或联合治疗。有文献提示在恶性肿瘤患者中，有65%～70%的肿瘤患者在其整个治疗的不同阶段需要接受放疗。放疗的作用和贡献是非常大的，肿瘤治愈率外科手术的贡献是22%，放疗的贡献是18%。

3. 是不是乳腺癌晚期的患者才需要放疗

并不是晚期的乳腺癌才需要放疗，放疗这种治疗手段贯穿在肿瘤的各个期别、各种患者。通过放疗，可减少局部区域复发转移风险。晚期或出现恶性乳腺癌转移的患者，通过放疗可以缓解癌症引起的疼痛症状，是一种很好的治疗手段。

4. 放疗阶段需要注意什么

在放疗阶段，应定时复查血常规，因为放疗会引起骨髓抑制继而减少白细胞，饮食当中需要补充适当的营养，比如猪蹄汤、花生汤、四物汤等。放疗期间或多或少都会对皮肤会瘙痒甚至红肿、烧灼痛等。所以在放疗期间应保持皮肤清洁干燥，可以用柔软毛巾沾温水清洗，不可用肥皂水、酒精等去刺激皮肤。需要强调的是，放疗区域表皮出现干裂，切忌用手去抓挠撕扯。有些患者会便秘、口感等伤阴症状，不妨吃点养阴生津的芦根、白茅根、白梨等。

5. 什么是放射性皮炎

放射性皮是由放射线照射引起的皮肤黏膜损害。主要表现是放疗后照射皮肤出现脱屑、红斑、瘙痒甚至溃疡。有资料显示，乳腺癌患者放疗结束时，约10%的患者会发生湿性脱皮。

6. 发生放射性皮炎怎么处理

放射性皮炎是乳腺癌患者放疗的常见并发症，处理上主要以对症治疗为主。对于仅有轻微色素沉着患者，一般无须处理；有红斑者可局部搽消炎抗过敏的药膏，如植物提取物（芦荟凝胶和植物油类）、维生素类（维生素C、维生素B$_{12}$和维生素E等）、乳膏类（激素类乳膏和比亚芬等）、重组人表皮生长因子等。如果出现三度、四度严重皮肤反应，应及时前往医院就诊。在日常生活中，也要做好防护措施，建议穿全棉内衣，避免不适材质的局部刺激。淋浴时局部以柔软毛巾蘸温水轻柔清洗，避免肥皂、热水刺激，避免热敷、冰敷等。

7. 什么是放射性肺炎

放射性肺炎是指经放射治疗后，在照射野内的正常肺组织受到损伤而引起的炎症反应。常于放射治疗后2～3周出现症状，轻者无症状，炎症可自行消散；重者可导致肺脏发生广泛纤维化，出现呼吸功能损害，甚至导致呼吸衰竭。最常见的临床表现为气急和咳嗽，程度轻重不一，通常表现为干咳，可伴气急、心悸和胸痛，不发热或低热，偶有高热，后期可有痰带血丝。

对于放射性肺炎，治疗方法主要是对症治疗，对仅有影像学表现，而无临床症状的放射性肺炎可不予特别治疗，日常生活中应当保持室内清洁，注意定时更换衣服、床单、被褥等，保持口腔清洁，增强免疫力，对于吸烟者一定要戒烟。对于肺部继发感染者给予抗生素。早期应用糖皮质激素有一定疗效；给予氧气吸入能改善低氧血症。

第六节　乳腺癌的内分泌治疗

1. 什么是乳腺癌的内分泌治疗

内分泌治疗是乳腺癌主要的辅助治疗手段之一，至今已有一百多年的历史，从1896年托马思·比特森（Thomas Beatson）采用卵巢切除术治疗绝经前晚期乳腺癌，到20世纪70年代内分泌药物的出现，从三苯氧胺（TAM）成为内分泌药物治疗的里程碑，到新一代芳香化酶抑制剂（AIs）的问世，内分泌治疗取得了一系列重要进展。

　　乳腺的正常生长及发育，有赖于人体内多种激素的协调作用。雌激素是直接刺激乳腺生长、发育的重要激素，孕激素通常是在雌激素作用的基础上产生效应。

　　雌激素通过与其受体（雌激素受体，ER）结合以发挥生物学功能，因此，乳腺癌内分泌治疗主要是通过：① 阻断雌激素的合成、降低雌激素水平。② 部分阻断ER活性。③ 全部阻断ER活性等方法，改变乳腺癌生长所需的内分泌环境，达到使癌细胞增殖停止于G_0/G_1期和缓解癌症的目的。绝经前女性的雌激素主要来源于卵巢，少部分来源于性腺外组织，如肝脏、脂肪、肌肉等组织的芳香化酶（芳香化酶可催化雄烯二酮和睾酮等雄激素，转化为雌二醇），而绝经后女性的雌激素大部分来源于外周组织的芳香化酶。这种生理差别就决定了绝经前、后的女性内分泌治疗的方向性。即绝经前主要抑制卵巢产生雌激素，常用TAM、戈舍瑞林等，绝经后则通过抑制芳香化酶的功能，降低循环中的雌激素水平，从而抑制雌激素对肿瘤生长的促进作用。

2. 所有的乳腺癌患者都适合接受内分泌治疗吗

　　相较于化疗，内分泌治疗易于耐受，极少发生严重的不良反应，但很多患者有这样的困惑，为什么自己不适合接受内分泌治疗呢？事实上，虽然内分泌治疗为高度有效的治疗方式，但主要适用于激素受体（HR）阳性患者。在乳腺癌中，HR阳性患者占约70%的比例，其中ER阳性患者约占全部乳腺癌的60%～75%，孕激素受体（PR）阳性患者约占65%。因此，并不是所有的乳腺癌患者均适用内分泌治疗，根据《NCCN诊疗指南》（2015年版），以组织病理学为基础，适合接受内分泌治疗的乳腺癌类型如下。

（1）必须接受内分泌治疗

1）组织病理学诊断为浸润性乳腺癌（导管癌、小叶癌、混合型癌、化生性癌），ER阳性和（或）PR阳性：原发肿瘤≤0.5 cm或原发肿瘤微浸润，并且腋窝淋巴结转移灶≤2 mm（2B类）；原发肿瘤大小为0.6～1.0 cm，且腋窝淋巴结阴性或转移灶≤2 mm（需考虑21基因RT-PCR复发风险检测评分）；原发肿瘤>1.0 cm，且腋窝淋巴结阴性或转移灶≤2 mm（1类）；腋窝淋巴结阳性：指1个或多个同侧腋窝淋巴结有1个或多个≥2 mm的转移灶（1类）。

2）组织病理学诊断为小管癌或黏液癌，ER阳性和（或）PR阳性：原发肿瘤≥3.0 cm，且腋窝淋巴结阴性或转移灶≤2 mm。

（2）可考虑接受内分泌治疗

1）组织病理学诊断为浸润性乳腺癌（导管癌、小叶癌、混合型癌、化生性癌），ER阳性和（或）PR阳性：原发肿瘤≤0.5 cm或原发肿瘤微浸润，且腋窝淋巴结阴性。

2）组织病理学诊断为小管癌或黏液癌，ER阳性和（或）PR阳性：原发肿瘤大小1.0～2.9 cm，且腋窝淋巴结阴性或转移灶≤2 mm。

3）组织病理学诊断为导管原位癌，ER阳性/阴性，接受保乳手术（肿块切除）。

3. 乳腺癌内分泌治疗的药物有哪些

目前，国内外乳腺癌内分泌治疗通常采用的手段/药物包括：卵巢功能抑制、选择性雌激素受体调节/下调剂、芳香化酶抑制剂等（表7-2）。

（1）卵巢功能抑制

循环中的雌激素大部分来源于卵巢，由垂体-下丘脑轴调节其水平，因此，卵巢去势是绝经前女性最有效地降低雌激素的方法，也是乳腺癌内分泌治疗开展最早的治疗方式，包括手术去势、放疗去势和药物去势。

（2）选择性激素受体调节 / 下调剂

自1973年首次应用抗雌激素制剂治疗乳腺癌以来，40多年来，对于选择性激素受体调节 / 下调剂（指选择性激活或拮抗不同靶器官的复合物）的研究取得了辉煌成绩。抗雌激素制剂主要分为3类。

1）雌激素衍生物：如他莫昔芬（即三苯氧胺，TAM）、托瑞米芬。1971年，TAM首次应用于临床，1978年被美国FDA批准，获得了较好的临床疗效。TAM为合成抗雌激素药物，化学结构与雌激素相似，其反式异构体起主要的抗雌激素作用，顺式异构体有促雌激素作用。托瑞米芬（TOR）是继TAM后由芬兰Farmos公司研究开发的新一代抗雌激素药物，作用机制类似TAM。

2）其他非甾体类复合物：主要通过改变TAM的三苯乙烯环状结构，产生了非甾体类固定环复合物，如雷洛昔芬等。

3）甾体类复合物：氟维司群是第一个纯雌激素受体拮抗剂（选择性激素受体下调剂），其在结构上与非甾体类雌激素拮抗剂不同，对ER的抑制作用是通过侧链完成的。其他纯雌激素拮抗剂尚处于临床前研发阶段。

（3）芳香化酶抑制剂

芳香化酶属于细胞色素P450家族，广泛存在于卵巢、肝脏、肌肉、脂肪和肿瘤组织中，是人体内合成雌激素的重要酶。芳香化酶抑制剂（AIs）通过抑制组织中的芳香化酶活性，减少雌激素的产生，从而抑制乳腺癌细胞增殖。

4. 早期乳腺癌如何选择内分泌治疗药物

（1）绝经前内分泌治疗的选择

1）他莫昔芬：英文简称TAM，是绝经前辅助内分泌治疗的"金标准"，一般情况下首选TAM 20 mg/d治疗5年。治疗期间注意避孕，并每6个月至1年进行一次妇科检查，通过B超了解子宫内膜厚度。服用TAM 5年后，若仍处于绝经前状态，部分（如高危复发）患者可考虑延长服用至10年。TOR

在欧美少有大组的绝经前乳腺癌循证医学资料,但在我国临床实践中,亦有用TOR代替TAM(表7-2)。

表7-2 常用内分泌治疗药物

	卵巢功能抑制剂		选择性激素受体调节/下调剂			芳香化酶抑制剂(第三代)		
药物名称	戈舍瑞林	亮丙瑞林	他莫昔芬	托瑞米芬	氟维司群	来曲唑	阿那曲唑	依西美坦
商品名称	诺雷德	抑那通	三苯氧胺	枢瑞法乐通	芙仕得	弗隆芙瑞	瑞宁得瑞婷	阿诺新依斯坦

2)卵巢去势+他莫昔芬/AIs药物:卵巢去势推荐用于3类绝经前患者。① 具有高度风险且化疗后未闭经的患者,可同时与TAM联合应用,也可与第三代AIs联合应用。② 对于不愿意接受辅助化疗的中度风险患者,可同时与TAM联用。③ 对TAM有禁忌者,可单纯采取卵巢去势,包括手术、放疗及药物去势,若采取药物性卵巢去势,如戈舍瑞林、亮丙瑞林,推荐的治疗时间是2~5年。

2015年版的NCCN指南提出,如果患者服用TAM 5年后已处于绝经后状态,可继续服用AIs 5年,也可停止用药。目前尚无证据显示,服用TAM 5年后仍处于绝经前状态的患者,后续应用卵巢抑制联合AIs会进一步获益。

(2)绝经后内分泌治疗的选择

绝经后患者优先选择第三代AIs药物,建议起始使用,尤其是具备以下因素的患者:① 高度复发风险患者。② 对TAM有禁忌,或使用TAM治疗中出现中、重度不良反应的患者。③ 使用TAM 20 mg/d治疗5年后的高风险患者。

各种研究结果均显示,对于绝经后HR阳性的乳腺癌患者,应用第三代AIs,无论是作为初始辅助治疗、序贯/转换治疗或是后续强化治疗,与单独使用TAM相比,能进一步降低复发风险,包括同侧复发、对侧乳腺癌和远处转移的风险,但对于AIs不耐受或因经济原因等不愿意使用的患者,仍可以选用TAM,是有效且经济的治疗方案。

5. 晚期／复发转移性乳腺癌可以继续内分泌治疗吗

转移性乳腺癌（MBC）的内分泌治疗的目的有别于早期的、初始的内分泌治疗,主要在于缓解肿瘤引起的相关不良症状,在确保患者生存质量的前提下,尽量延长生命。原则上内分泌治疗仅适用于HR阳性的患者,但激素受体不明确或受体为阴性的晚期患者,若是临床病程发展缓慢,也可以试用内分泌治疗。

在选择内分泌解救治疗药物时,尽量不重复使用辅助治疗或一线治疗用过的药物,而二线内分泌治疗之后的治疗,应选择在既往内分泌治疗获益的药物。

6. 乳腺癌内分泌治疗的不良反应有哪些

不同类型的内分泌治疗药物的不良反应不尽相同,一般可引起潮热、盗汗及阴道干燥等（图7-5）。TAM可增加子宫内膜癌和深静脉血栓发生率,AIs可引起肌肉骨骼症状、增加骨质疏松及骨折发生率。下面介绍内分泌药物常见的几种不良反应。

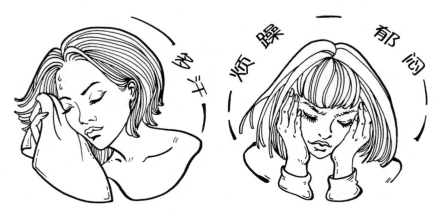

图7-5　内分泌治疗的不良反应

（1）类更年期综合征

抗雌激素药物作用于乳腺以外的其他器官可产生类似于围绝经期的症状，有烘热汗出、烦躁易怒、月经失调、头晕、耳鸣、心悸失眠等。TAM 的不良反应主要有面部潮热、闭经、阴道分泌物增多、轻度恶心、呕吐等。TOR 的不良反应多为面部潮热、多汗、子宫出血、白带量多、疲劳、恶心、皮疹、瘙痒、头晕及抑郁等，这些不良反应一般较为轻微。

（2）子宫内膜病变

长期服用 TAM 可明显增加子宫内膜增生，引起子宫内膜异位、子宫内膜癌的发生，AIs 类药物的该类不良反应较 TAM 轻微。

（3）骨代谢异常

雌激素也是人体内重要的调节骨代谢的激素之一，对于绝经后妇女，内分泌治疗（尤其是 AIs）会进一步降低了体内的雌激素水平，破坏了骨吸收和骨形成之间的动态平衡，导致严重的高转换型骨代谢异常。因此，乳腺癌内分泌治疗会增加骨质疏松的发生率和骨折风险，临床表现有肌肉疼痛及关节症状，包括关节疼痛、关节炎和关节活动障碍等。

（4）肝脏损害及脂肪变性

内分泌治疗药物引起的肝脏损害及肝脏脂肪变性也引起了临床医生的重视。国内有研究报道脂肪肝的发生与服用 TAM 密切相关。另外，TAM 可拮抗 ER 使雌激素在肝脏表达减少，从而抑制了雌激素对脂蛋白的分解作用，导致脂肪在肝细胞内的大量堆积，诱发脂肪肝，临床以轻度弥漫性脂肪肝最为常见，可表现为谷丙、谷草转氨酶升高等。

7. 服用他莫昔芬会增加子宫内膜癌的风险吗

前文提及，他莫昔芬具有雌激素/抗雌激素样双重作用，这是 TAM 诱发子宫内膜增生甚至子宫内膜癌的根据所在。

由于长期口服 TAM 诱发子宫内膜癌的报道并不罕见，大样本的研究资料证实，子宫内膜癌的风险随服用 TAM 的时间延长而增加，当与其他高危因素（如肥胖、糖尿病等）并存时，风险随之增高。如何根据具体病情制定适当的用药计划，是防止子宫内膜癌发生的一个方面，另外，在应用TAM治疗过程中对子宫内膜的监测也非常重要。

8. 服用他莫昔芬导致子宫内膜增厚，需要换药吗

据调查显示，由于发生子宫内膜增厚而停用TAM治疗的比例高达14.10%，但TAM治疗乳腺癌，尤其是绝经前乳腺癌，有其他方法不能取代的作用，因此，即使发现了子宫内膜增厚，也不意味着必须放弃TAM治疗。用药过程中、停药后应定期行妇科检查，如B超、阴道细胞学检查等。B超监测可以了解子宫内膜厚度、子宫大小及盆腔情况，简单、无创、容易被患者接受，即使出现子宫内膜增厚，也不意味着需要立刻换药，必要时可先行诊刮术。如果出现异常阴道出血，应加强监测，早期发现可能发生的子宫内膜癌。

通过调研发现，患者对于内分泌治疗（包括TAM和AIs类药物）的依从性随着治疗时间的延长和不良反应的影响逐渐降低，近40%的患者未能坚持拟定的内分泌治疗。那么，如果患者不能承受TAM引起的不良反应，或者经专科医生评估具有子宫内膜癌风险，也应考虑在药物的选择上做出相应的调整，提高患者治疗的依从性和生活质量，而不是放弃治疗。

9. 服用芳香化酶抑制剂导致的骨质疏松要怎样治疗

芳香化酶抑制剂确可导致骨密度下降甚至骨质疏松，故依据《中国抗癌协会乳腺癌诊疗指南与规范》（2015年版）推荐，绝经后乳腺癌的内分泌治疗，在给予标准剂量的第三代AIs（包括来曲唑、阿那曲唑、依西美坦）过程中，每6个月应监测一次骨密度，进行T值评分。根据T值评分，在常规补充钙剂和维生素D的基础上，给予相应治疗。

（1）补充钙剂和维生素D

根据《原发性骨质疏松诊疗指南》中提出的，绝经后妇女每天钙摄入推

荐量为1 000 mg，膳食营养调查显示，我国老年人平均每天从饮食中获得钙约400 mg，故平均每天应补充的元素钙量为500～600 mg。绝经后妇女维生素D每日推荐剂量为400～800 U（10～20 μg），在用于治疗骨质疏松时，剂量可为每天800～1 200 U，并检测血清25-OH-VitD浓度，以了解患者维生素D营养状态。

（2）唑来膦酸

唑来膦酸是第三代双膦酸盐，也是目前双膦酸盐类药物中作用较强的一个，并且具有抗肿瘤特性，多项临床研究报道，唑来膦酸能够防止绝经后乳腺癌AIs治疗导致的骨质疏松，降低骨折的发生率。T值评分小于-2.5为骨质疏松，开始使用双磷酸盐治疗；一般认为，T值评分为-2.5～-1.0（为骨量减低），可以考虑使用双磷酸盐；T值评分大于-1.0，不推荐使用双磷酸盐。

10. 中医药防治内分泌治疗的不良反应有哪些特点

中医认为女性生殖内分泌的调节主要是通过肾-天癸-冲任-胞宫轴进行，即以肾气为主导，由天癸来调节，通过冲任的通盛、相资，由胞宫体现经、带、胎、产的生理特点。从雌激素的产生和生理作用来看，当属中医"天癸"部分，即影响人体生长、发育和生殖的一种阴精物质。乳腺癌患者接受内分泌治疗后，因药物的作用使"天癸"的产生受到抑制，并逐渐耗竭，扰乱了肾-天癸-冲任-胞宫生殖轴的平衡状态，使阴阳、气血、营卫之间失去协调，出现潮热、汗出等类似更年期症状。临证可用二仙汤等调摄冲任的方药加减应用。

中医学认为内分泌治疗引起的骨代谢异常的发生与肾虚、脾虚、肝郁、血瘀关系密切，从补肾健骨等法入手，方证相因，根据患者具体情况加减化裁，大量研究均证实中药对于AIs引起的骨代谢异常有着确切疗效，且在缓解骨痛等症状上积累了丰富经验。

中医药治疗药物性肝病也有肯定的疗效，如白术、赤芍、丹参、山楂等分别有护肝、凉血利胆、祛瘀活血、消食祛脂的功效，均能促进肝功能的恢复，经过临床和实验证实无不良反应。目前，中医对脂肪肝的治疗多以基本方辨证加减，开发出许多新的治疗方剂，并向专方专药的方向发展，临床疗效有了进一步提高，充分体现了中医药治疗的特色和优势。

第七节　乳腺癌的靶向治疗

1. 什么是靶向治疗

　　乳腺癌分子靶向治疗已经成为继手术、放疗和化疗等传统治疗模式之后的一种全新治疗手段，是指针对乳腺癌发生、发展有关的癌基因及其相关表达产物进行的治疗，通过对细胞增殖、细胞凋亡、信号转导途径和新生血管形成等多个靶点作用于肿瘤细胞，其特异性较强，不良反应相对较小。靶向治疗药物的应用为乳腺癌患者提供了更多治疗机会，也是乳腺癌治疗的里程碑。

　　靶向治疗又称"生物导弹"，药物通过特定的结构设置，进入体内会特异地选择致癌位点来相结合发生作用，使肿瘤细胞特异性死亡，而不会波及肿瘤周围的正常组织细胞（图7-6）。

　　随着对恶性肿瘤发病的基因和分子机制研究的不断深入，以肿瘤细胞中特有的结构、功能区域、分子基团、生物酶以及信号转导通路为治疗位点，通过调节或阻断这些分子功能达到治疗疾病目的的靶向治

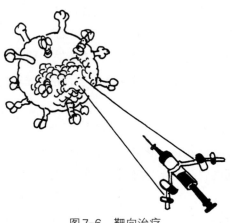

图7-6　靶向治疗

疗药物已经问世。由于这类药物具有非细胞毒性和靶向性的特点，主要对肿瘤细胞起调节作用和稳定性作用。目前靶向治疗已经成为继手术、化疗和放疗等传统治疗之外的一种重要治疗手段。

2. 靶向治疗能不能取代传统辅助化疗

现在很多人认为，靶向治疗疗效好，不良反应轻，就可以摒弃化疗，转而用靶向药物来进行抗肿瘤治疗。其实，这是一种误解。人们对化疗的恐惧就在于它不仅抑制或者杀灭肿瘤细胞，对身体正常细胞也有杀灭作用，但是化疗是经多项临床试验得出的可以明显改善预后，即提高患者无进展生存期和总生存期。尽管对于化疗患者带来种种的副反应，对于需要化疗的患者，这仍是不可或缺的。而至于在什么情况下，是单用靶向药物还是联合化疗应用，不能一概而论，需要根据循证医学结果结合患者具体情况来决定。至少，在最近的数十年中，分子靶向药物还不能完全取代化疗。

3. 乳腺癌的靶向药物有哪些

（1）作用于原癌基因人表皮生长因子受体-2（human epidermalgrowth factor receptor-2，HER2）基因靶点的药物

1）曲妥珠单抗：曲妥珠单抗（商品名：赫赛汀）是全球第一个以HER2为靶点的靶向治疗药物，1998年10月由美国FDA正式批准上市。含曲妥珠单抗的治疗方案改变了早期HER2阳性乳腺癌患者的预后，同样也是HER2阳性复发转移性乳腺癌患者一线治疗及疾病进展后的标准方案。自赫赛汀问世以来，众多临床研究数据表明，赫赛汀能显著提高HER2阳性乳腺癌患者的无病生存期以及无进展生存期。

2）帕妥珠单抗：是一种人源化单克隆抗体，能阻断其他的HER家族成员。

3）T-DM1（trastuzumab-DM1）：是一种由曲妥珠单抗和细胞毒药物美登醇耦联的药物，其中曲妥珠单抗充当制导装置，将具有细胞毒性的美登醇

传递到HER2阳性的癌细胞上，发挥"生物导弹"的作用，从而产生更好的杀伤效果。

4）拉帕替尼：是一种口服的小分子表皮生长因子酪氨酸激酶抑制剂，可以同时作用于表皮生长因子受体（epithelial growth factor receptor，EGFR，HER1）与HER2，可通过血脑屏障，有效地治疗脑转移。

5）来那替尼：是继拉帕替尼之后针对HER2和HER1多靶点的小分子酪氨酸激酶抑制剂。

（2）作用于血管内皮生长因子（vascular endothelial growth factor，VEGF）靶点的药物

贝伐珠单抗、舒尼替尼等。

（3）作用于EGFR靶点的药物

吉非替尼、厄洛替尼、西妥昔单抗等。

（4）作用于其他靶点的药物

哺乳动物雷帕霉素靶蛋白抑制剂（mammalian target of rapamycin，mTOR）、PARP抑制剂、热激蛋白90抑制剂等。

近年来分子靶向药物的问世为肿瘤治疗带来了革命性进展，也正在改变乳腺癌传统的治疗模式，众多的靶向药物仍在临床试验中，期待有更多乳腺癌患者从靶向治疗中获益。

4. 赫赛汀治疗后耐药怎么办

正如前面提到的对于HER2+乳腺癌患者，一般选用曲妥珠单抗作为一线抗HER2治疗，但有部分患者会发生曲妥珠单抗耐药，关于（耐药后的）后续治疗，包括中国抗癌协会乳腺癌治疗规范在内的国内外多个指南均提出，抗HER2治疗不能放弃。抗HER2靶向药物是生长因子信号传导通路的阻断剂，要贯穿于整个治疗过程中。

后续抗HER2治疗有以下几种治疗模式：第一种是患者无进展生存期（PFS）控制比较理想，保留曲妥珠单抗，更换化疗药物。第二种是前期曲妥

珠单抗治疗后疾病控制时间不是特别理想或心脏毒性较大，曲妥珠单抗换成拉帕替尼，联合化疗，目前已有很多循证医学证据提示拉帕替尼联合卡培他滨的疗效。第三种选择是双靶联合，曲妥珠单抗联合拉帕替尼也是一种可选方案。当然，在国外还有别的选择，比如TDM1。

　　总之，临床医生应根据患者具体情况，包括疾病控制时间、前期治疗效果、患者身体条件、个人意愿（口服还是静脉用药）和心脏评估情况等，合理地选择抗HER2治疗药物（曲妥珠单抗和拉帕替尼），对患者进行全程管理，具体问题具体分析，做到个体化治疗，争取患者最大化的生存获益。

第八节　乳腺癌术后复查

1. 乳腺癌术后多久要复查一次呢

　　乳腺癌术后，应该定期至医院复查，并且这是一个终身的事。一般来说，术后的第1～2年，每隔3个月复查一次，第3年每6个月复查一次。3年以后，每年一次。如患者出现骨痛、头晕、咳嗽等不适症状，应立即告诉医生，做进一步检查。对于乳腺原位癌，虽然是预后较好的一种病变类型，也需要终身定期随访，复查的时间间隔和项目由专科医生根据病情而定。

2. 乳腺癌术后应该复查哪些项目呢

　　乳腺癌的复查项目一般包括血常规、肝肾功能、血脂、肿瘤标志物、腹部B超、乳房（包括胸壁）及腋窝B超、锁骨上下淋巴结B超、胸片等。定期检查血常规、肝肾功能、血脂以监测有无治疗等原因引起的贫血、肝肾功能异常、代谢失调等，以及早发现其他病变，定期查肿瘤标志物、腹部B超、乳房（包括胸壁）及锁骨上下淋巴结等B超了解肿瘤有无进展。定期拍胸片，以监测肺部有无转移灶。复查还包括专科医生的定期的体格检查，具体包括乳房及胸壁、腋窝、锁骨上的淋巴结的触诊等，并根据具体结果，再决定是否做进一步检查，如钼靶、骨扫描、胸部CT等。

服用他莫昔芬，可能会导致子宫内膜增厚，在专科医生的指导下，定期进行妇科B超以及性激素等相关检查，如果妇科B超等检查有异常者，需要对异常情况做相应处理。服用芳香化酶抑制剂，应根据具体情况每半年或每年检测一次骨密度。

总之，乳腺癌术后的复查，应听从专科医生的建议。很多患者一听到复查，就紧张、担心甚至焦虑。有的患者会问，医生，我什么时候可以不查了，我们的回答是，查下去。健康人也几乎每年都需要体检，大可不必惊慌。

第九节　乳腺癌术后康复治疗

目前，腋窝淋巴结清扫仍是浸润性乳腺癌的常见术式，所以乳腺癌术后发生上肢水肿的人仍不少，文献报道占乳腺癌患者的10%～30%。有的术后短期内出现，有的迟发，甚至在术后10年以上才发生。淋巴水肿发生后，不但是外形不美的问题，严重的还会产生疼痛、容易感染，甚至买不到合适的衣服（两边袖宽不对称），严重影响患者的生活质量。

1. 乳腺癌术后手臂为什么会肿呢

很多患者会疑惑，手术中切掉的是腋窝里淋巴结，胳膊为什么会肿起来呢？遍布全身的淋巴液同静脉血液一样，向心性流动，道路就是淋巴导管，而淋巴结就像是收费站的闸机一样，手术切除部分淋巴结，相当于关闭了部分的闸机，但是淋巴液本身没有减少，那么通过闸机时就会有拥堵，严重时就会有淋巴液稽留，即水肿形成。

由于腋窝淋巴的清扫切断了上肢的淋巴回流通路，使上肢的淋巴不能充分引流，同时术后瘢痕形成等，也加重了上肢水肿。放疗会造成放射野内的静脉闭塞，淋巴管破坏，引起局部放射性皮损及放射性淋巴管炎，还会因局部肌肉纤维化压迫静脉和淋巴管，影响上肢回流及上肢功能。

2. 乳腺癌术后淋巴水肿怎么分级

目前较为常用的是以下两种水肿分级。

（1）根据其程度，分为三级

1）轻度水肿：患侧上肢的周径比健侧粗3 cm以下，多限于上臂近端，常发生于手术后短期内。

2）中度水肿：患侧上肢的周径比健侧粗3～6 cm，水肿的范围影响到整个上肢，包括前臂和手背。

3）重度水肿：患侧上肢的周径比健侧粗6 cm以上，皮肤硬韧，水肿波及整个上肢包括手指，使患者整个上臂和肩关节活动严重受限。

（2）国际淋巴学会关于淋巴水肿的分级标准

1）Ⅰ度：肿胀有凹陷，抬高肢体肿胀减轻。

2）Ⅱ度：质地较硬无凹陷，皮肤指甲改变，脱毛。

3）Ⅲ度：象腿症，皮肤厚，有巨大皱褶。

3. 乳腺癌术后上肢淋巴水肿怎么办

目前，对于上肢淋巴水肿的治疗方法较为多样，治疗的目的在于减轻水肿等症状并保护患肢功能，阻止病情进一步恶化。对于Ⅰ级、Ⅱ级轻中度的淋巴水肿患者，倾向于首选保守治疗。手术治疗主要应用于Ⅱ级重度或Ⅲ级淋巴水肿的患者。

（1）物理疗法

物理疗法是最常见的保守治疗，它的原理是通过物理热能和机械压力改善局部微循环，促进淋巴液回流，同时降低并阻止纤维组织的增生，延缓和改善病情发展。目前,常用的方法包括专业化按摩、弹力绷带压迫、患肢功能锻炼及个性化皮肤护理。佩戴弹力袖套,请在医生指导下选择穿着后压力适宜的尺寸:既觉得有压力,但无疼痛等不适,不影响正常活动。按摩手法同肌肉丰厚处的按摩不一样,要轻柔,自手、前臂缓慢地向腋窝方向移动。

（2）药物治疗

香豆素类药物能促进组织中蛋白分解,激活巨噬细胞的蛋白水解功能,降低上肢组织中蛋白的浓度,降低组织渗透压,从而减轻水肿。抗生素类药物可用于肢体淋巴水肿并发急性炎症或真菌感染。

（3）手术治疗

手术治疗的目的是降低淋巴系统的负荷和提高淋巴系统的转运能力,根据目的不同选用不同的手术治疗方法。主要包括病变组织去除手术、带蒂皮瓣引流术、淋巴管-静脉吻合加压力治疗、淋巴管移植术、静脉代替淋巴管移植术、自体淋巴结组织移植术等。

4. 中医药如何治疗术后上肢淋巴水肿

中医药对于术后上肢水肿的治法主要分为内治与外治两大类。

目前较为常见的内治法可以分为:活血化瘀法、利水渗湿法、清热解毒法及温阳通络法等。医生会根据患者不同的体质,选用相应的中药方剂进行治疗。常用的中药有茯苓、当归、黄芪、泽泻、车前子等。

中医外治法也是一种常见的、有效的治疗方法。目前常用中医的外治法主要包括中药局部外敷、熏洗、浸泡、穴位按摩、针灸等。

5. 如何进行上肢功能锻炼

在这里教大家一些简单的锻炼方法:术后1～2天,可以练习握拳或借助握力球以活动腕关节;术后3～4天,前臂伸屈运动、曲肘;术后5～7天,患侧的手摸对侧肩、同侧耳;术后8～10天,练习肩关节抬高、伸直、屈曲至

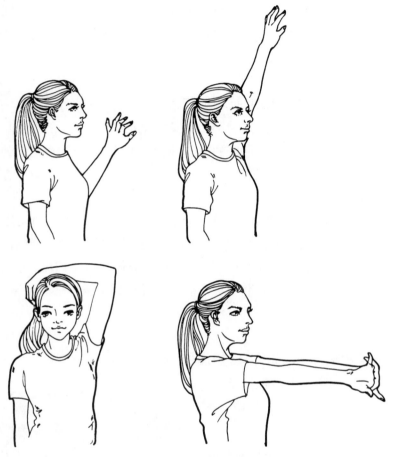

图7-7　上肢功能锻炼

90°；从术后10天左右开始，进行肩关节爬墙及器械锻炼。术后2周以后可以做抬肩运动，健侧握患侧手腕至腹前，抬高至胸前平屈尽力前伸。当然，这里给大家介绍的是常规的锻炼方法，不同的患者手术医生可能会有特别要求，如延迟锻炼等，具体情况具体对待（图7-7）。

　　另外还可以从远端往近端向心性按摩上肢；高举上肢，双手前后左右摇摆；也可以做风车运动：展开上肢，由下向上，先快后慢，做轮转运动；还有例如爬墙、拉绳、梳头、扩胸等动作，也可利于淋巴的回流，减轻上肢肿胀。当然，坚持锻炼也要避免过度劳累，运动量不可过大，循序渐进，肩部活动强度以不产生明显疼痛为限。

6. 有什么器械可以帮助上肢功能恢复

可以借助一些专门的工具来帮助锻炼，以达到事半功倍的效果。比如压力手套经特别设计可压住肿胀的部位，避免体液积聚，预防淋巴水肿及避免肿胀，压力由治疗师对患者进行仔细的测量和计算，也可以针对患者的个体情况进行调整。

还有空气压力波治疗仪，它主要通过对多腔气囊有顺序的反复充放气，形成对肢体和组织的循环压力，从肢体的远端到肢体的近端进行均匀有序的挤压，促进血液和淋巴液的流动，加速肢体组织液回流，将一些引起疼痛、不舒服的代谢产物和炎性致痛物质都挤到主循环里清除掉，从而消除水肿。

7. 在日常生活中应该怎样保护患肢

1）避免用患侧上肢提拎重物，尽量不超过2 kg，不要过分拉伸患侧上肢，睡觉时避免受压（图7-8）。

2）避免频繁甩手，如拖地、长时间跑步、剁排骨等。

3）避免在患肢反复注射药物、抽血、免疫接种等。

4）避免患侧上肢进行不恰当的按摩或高温蒸气浴等可能造成淋巴液增多的保健活动。

5）避免患肢局部皮肤破损或感

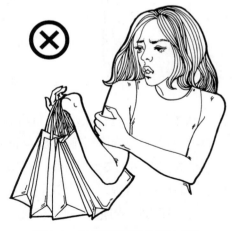

图7-8　保护患肢，避免提拎重物

染,避免佩戴过紧的饰品及紧身衣。

8. 乳腺癌术后怎样合理地运动呢

很多人都知道乳腺癌术后康复要多运动锻炼,但是不合理的运动反而可能会给患者带来不适。

乳腺癌术后可以适当散步,可以慢跑,做做上肢环绕运动、旋转运动,耸肩运动等。在锻炼的时候,根据个体适应度进行调整,使全身微微汗出,每次持续20~30分钟即可。运动过程中,我们应该避免用力过猛、强度过大等情况,要注意保护患肢。

每次运动都应循序渐进、逐步调整运动量,欲速则不达。另外,对改良根治术者,建议散步、慢跑等运动时,患肢适度抬高,避免长时间下垂患肢或手臂,因为这样可能诱发或加重患肢水肿。术后应该尽可能避免打羽毛球、高尔夫球、网球等运动,因为他们往往需要上臂用力较大,不利于患肢恢复甚至诱发或加重水肿。

9. 乳腺癌术后患者应如何保持良好的心态

乳腺癌术后患者应该保持良好的心态,尽量不要把自己当患者看待,争取尽快回到原来的生活、工作和朋友圈子去,继续正常地工作,把目标转移到自己喜欢从事的事情上。要学会控制自己的情绪,以积极乐观的态度去面对,这样才会更有利于术后的康复。复查指标正常就应该放宽心。对精神科也不用排斥,如果不能自我调整心态,及时与精神科医生沟通,及时解决问题更有利于我们保持良好的心态,帮助术后恢复。

10. 乳腺癌术后患者可以染发吗

乳腺癌患者,建议尽量少接触可能带来伤害的化学物质,而染发剂的质量、成分良莠不齐,不可一概而论。建议尽量少染发,如果实在有需要,要搞清楚成分,起码不可使用含有明确给身体带来伤害物质的染发剂,或

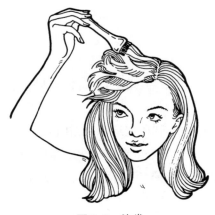

图7-9 染发

者选择信誉度较高的染发剂品牌；染发前可要做贴肤试验，降低过敏的风险；有的患者尝试以纯天然的色素（花草等）调配相应的颜色来染发，或许可取；染发的节律不可过频，如1年不超过2次；染完头发后，要多清洗几次，不要让染发剂残留在头发上；洗头时，小心别用手指抓破头皮，以免引起中毒；有疮疖、皮肤溃疡和对染发过敏的人，不宜染发（图7-9）。

第十节 乳腺癌术后中医药治疗

1. 乳腺癌术后要不要吃中药

乳腺癌在古籍中有"乳岩""乳癖""乳石痈""妒乳""奶岩""石榴翻花发""石奶"等命名。中医认为，正气亏虚，脏腑功能失调是乳腺癌发病的根本原因，手术创伤更能耗气伤血，加重正气亏虚。乳腺癌手术后服用中药能够调理机体阴阳平衡。可以通过益气养血，补肝肾等方法升高血小板；可以改善患者的胃肠功能紊乱，减轻恶心、呕吐、腹胀的症状；可以降低肝损害；减轻化疗引起的脱发等症状。

中医药治疗乳腺癌术后状态具有两大优势：一能整体调治，既考虑局部，又采取扶正固本的治法，可以改善患者的全身状况。二是个体化治疗，因人因病辨证施治。中医中药在乳腺癌术后的作用已被业界认可，在减轻症状、控制病情发展、提高患者生存质量、延长生存期、有效的控制复发转移等方面有一定的优势。

2. 乳腺癌术后吃的中药全都是抗肿瘤中药组成吗

中医药在治疗乳腺癌术后放、化疗的减毒增效，以及抗复发转移等方面越来越显示出它的优势，已成为乳腺癌治疗的重要手段。

乳腺癌术后中医药治疗其实是辨证论治和辨病论治相结合，而不是一味地罗列抗肿瘤中药来构成处方，虽然会根据病情加用一些含有抗肿瘤作用的中药，如白花蛇舌草、七叶一枝花、蛇六谷等，这些中药在现代药理发现具有抗肿瘤作用，但是健脾养胃、补养先天仍然是术后方剂的很大组成部分，如黄芪、党参、白术、茯苓等。

3. 专家开的中药方可以一直吃吗

中医认为天人合一，需要根据节气的不同调整处方，而且服用中药需要根据自身状况进行调整，若长时间服用一个方子，也不利于术后的康复。具体一个方子吃多久，建议咨询诊治医生。需要强调的是，吃中药一定要到正规医院，尤其不要听信虚假广告宣传，受个别医院、诊所的蛊惑，大量购买所谓的抗癌中药，也不要一味地选择民间偏方等，以求奇效。

4. 乳腺癌术后中药应该吃多久呢

通常肿瘤患者术后2～3年是复发、转移的高峰期，如果能坚持服用2～3年中药，患者的生存率和生存质量都会得到相应的改善，一般建议服药5年，具体服药多久建议咨询专科医生。

5. 中药有没有"毒性"

有很多患者认为，中药是纯天然的植物，随便怎么吃都行，反正无害。而实际上，没有"毒"的药是不存在的，中药的不合理使用也会给机体带来伤害。政府管理部门及国内外研究机构都非常重视中药的"毒性"，对"有毒药物"的使用剂量、配伍、方式等做出了规定。肿瘤患者服用中药应由正规医院开具，并且注意剂量和时间，定期去医院查肝肾功能等指标。很多患者认为既然"癌"有"毒邪",尤该以毒攻毒,自行滥服蜈蚣、蝎子等,这是不可取的。其实,蜈蚣、蝎子等可用,但是要在医生察辨病情之后酌情使用,不可听信传言或偏方,随意服用。

6. 喝中药时能吃绿豆吗

　　绿豆本身就是一味中药,性寒味甘,归心、胃经,具有清热解毒、消暑、利水的功效。绿豆能解药中金、石、砒霜、草木诸毒。民间也常用绿豆煮汤来解救药物或食物中毒。所以,百姓认为,吃中药的同时不能同吃绿豆,否则药物的有效成分会被分解,药效降低。严格地说,绿豆解的是药物与食物中的毒性,而不是药性,我们翻阅中药学里绿豆的相关注释,并未提及其不能与其他中药配伍。

　　建议如果患者有四肢冰凉、腹胀、腹泻、便稀等症状时,少服食绿豆。如果喜食绿豆又不想要它的寒性,可以在煮绿豆时加入适量的粳米或大米,放几片生姜等中和一下。

　　总结而言,不是所有服中药的患者都不能吃绿豆,能否吃取决于疾病的寒热虚实,体质阴阳情况及中药本身的寒热温凉,不能一概而论。如果对病情及所服用中药的药性不了解时,就诊时问开具处方的医生。

第十一节　乳腺癌术后饮食

1. 乳腺癌术后怎样合理饮食呢

　　乳腺癌术后患者会很重视饮食调摄,但却常常过往矫正,或迷恋保健品,尤其是传说有抗癌作用的保健品。其实,乳腺癌患者只需在正常饮食的基础上略加注意即可,不需刻意。

　　(1)饮食多样化,营养均衡

　　平衡膳食是癌症患者术后增强免疫力、保持健康的好办法。平衡膳食具体是指多样化、不偏食、不严酷忌食、荤素搭配、粗细搭配。烹调时多用蒸、煮、炖,尽量少吃油炸、煎、烤、烟熏等食物。

（2）益气养血,理气散结

适当给予益气养血、理气散结之品,如山药、菠菜、丝瓜、海带、山楂、玫瑰花等。

（3）养阴生津

放疗耗损精津,宜服养阴生津之品,如荸荠、芦根、枇杷果、白梨、乌梅、莲藕、香蕉、橄榄等。

（4）和胃降逆

化疗多有不适,若出现消化道反应现象,可食用和胃降逆、益气养血的食物,如鲜姜汁、鲜果汁、粳米、白扁豆、黑木耳、向日葵子等;若出现骨髓抑制适量多食高蛋白质食物,特别是优质的动物蛋白质,如泥鳅、海参等。

2. 乳腺癌术后要不要忌口

俗话说,病从口入,所以人们在生病后会从饮食方面来查找原因和调治疾病,即开始食补配合忌口,一定程度上是有道理的,但是万事皆有度有法,忌口也一样,过分严格的忌口不免矫枉过正(图7-10)。

能不能吃海鲜,这恐怕是关于乳腺癌术后饮食,医生被问得最多的一个问题。有患者甚至懊恼,患乳腺癌是因为以前海鲜吃多了! 民间常有人说:"乳腺癌患者不宜进食海鲜,海鲜有发物作用。"

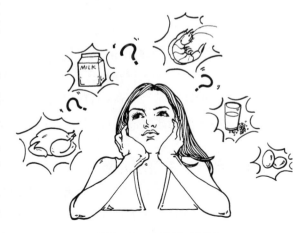

图7-10　乳腺癌术后忌口

此说纯系无稽之谈，毫无科学依据。海产品含蛋白质比较多，对于人体来说是"异性蛋白质"，一些过敏体质的人肠黏膜毛细血管通透性较高，或者对海产品蛋白质消化不够彻底，使这些异体蛋白质直接吸收，引发过敏反应，发生皮肤瘙痒等症状，但这并不会引起乳腺癌的加重，更不可能诱发癌症。海产品对于乳腺癌患者来讲，除非本身对海产品过敏，否则，是可以适当进食的。

一般情况下，我们会告诉乳腺癌患者不要吃女性保健品，如胎盘、花粉、蜂王浆等；少吃可能用添加激素的人工合成饲料喂养的家禽、水产品等；少吃高脂肪食品，如油炸食品，黄油、奶酪等；少吃腌制食品；不要吸烟、喝酒。

需要提醒大家的一点是，忌口，不是绝对禁止。我们常对患者说"不讲究量的忌口都是耍流氓"，如偶尔吃粥配些咸菜（腌制食品），偶尔忍不住尝了一块炸鸡，不需纠结惶恐。

曾有患者因旅游途中误喝一口鸡汤，吓得半夜打来电话咨询，真是哭笑不得。这种怕复发或转移的心情医生都能理解，但是心情愉悦也是疾病康复的重要方面。苛刻的、大范围的忌口，没有科学道理，也不能愉快地生活。

3. 乳腺癌术后需要吃保健品吗

不幸罹患乳腺癌后，很多家庭会不惜大价钱购买各种保健品，希望患者尽可能地延长生命，但是保健品也是双刃剑，能不能吃，可以吃什么，最好先咨询医生。一般不建议大量食用保健品。迄今还不能确定市面上常见保健品对乳腺癌患者恢复是否有益，有些保健品不仅可能会影响抗癌药的作用，而且还有可能使疾病恶化。因此，对于保健品，我们的态度是不推荐的。

4. 乳腺癌术后是不是越补越好

中医学理论认为"虚者补之，实者泻之"，很多乳腺癌患者认为自己生了大病，体质很虚要进补，然后鸽子、海参、虫草、人参等相继来之。

营养过剩，造成肥胖对乳腺癌的发生、发展都有不利影响。因此，乳腺癌患者保证营养需要多样性，满足机体需要即可，不必过分进补。另外，肥胖还可能造成心血管疾病、肝功能异常等，我们会经常看到化疗期间因吃得太多太好，下次来化疗时肝功能异常需要延期化疗的，总之要避免过犹不及，做到适量适度。

5. 乳腺癌患者需要进补吗

假如无明显不适，精神、体力状态佳，还要特意去补吗？答案是不需要。如果有乏力、经常感冒、气短、头晕、腰酸、耳鸣等这些提示"虚"的情况下，可以适当进补。乳腺癌患者进补，一般多在术后2年以后，复查无异，可以在医生的指导下采用适合的方式进补。

而进补的方式其实包含很多种。如适当的休息和运动，平和的情绪，按时作息避免熬夜，荤素搭配的清淡饮食等。

膏方是冬令进补的常见方式，效果比较显著，但是膏方的服用也是有讲究的。如乳腺癌患者，病情变化较大时，不建议服用膏方。即便病情稳定者，如果很壮实，也是不符合膏方治疗的。另外，膏方虽好，不是任何地方开出来的膏方都好，这里面涉及开具膏方的医生的水平，药材的质量，加工的工艺技术等，还是推荐正规医院的膏方门诊去开具膏方。

6. 乳腺癌术后能喝豆浆吗

中医乳腺科医生常会被问"医生，我（乳腺良、恶性疾病都有）能喝豆浆吗？听说豆浆和乳腺癌有关"。有时医生按捺不住问"为什么你觉得豆浆和乳腺癌有关？"往往患者会答：因为听说豆浆含有雌激素，雌激素过高会得乳腺癌。网上搜索豆浆、乳腺癌，竟然是"女子喝豆浆30年，生乳腺癌"的新闻。报道称，女性常年喝豆浆会导致乳腺癌。很多女同胞，尤其是乳腺癌患者从此谈豆色变。不免感叹：可怜的豆浆，就这样默默地背着黑锅。

由于部分乳腺癌的发病原因与雌激素过高有一定关系，很多女同胞认为喝豆浆会增加体内雌激素水平，进而产生乳腺癌。这种"女性喝豆浆得乳腺癌"的说法,没有科学依据。

豆浆中有一种很像雌激素的物质,叫大豆异黄酮,很多人将植物雌激素和我们人体的雌激素混为一谈。植物雌激素是植物化学物质,与人体雌激素分子结构相似。植物雌激素具有可以和人体内的雌激素受体 α 或雌激素受体 β 相结合,产生与雌激素类似的作用,大豆中所含的异黄酮可通过反式作用优先结合雌激素受体 β ,使雌激素受体的结构发生改变,发挥"选择性雌激素受体调节剂"的作用。

另外,大豆中的植物雌激素非常少,而且植物雌激素的生物活性只有药物雌激素的千分之一,所以并不会造成体内雌激素过多。那么,是否就可以无限量地饮用了呢?虽然喝豆浆不会导致体内雌激素增多,但是我们也不可以因为喜欢就当白开水来喝。为什么呢?原因并不单一。豆浆是由含蛋白质很高的大豆打磨而成,如果过多食用,虽然不会造成雌激素过量,但会摄入过多的蛋白质,因此会产生一些有毒物质,如胺、氮等,加重肝肾负担,损害身体健康。

数以百计的研究都试图确定食用大豆是否确实有助于预防乳腺癌,大多研究都没有发现摄入大豆可以降低患乳腺癌的风险,也无有力的研究发现吃豆制品的女性患乳腺癌的风险增加,同样,在乳腺癌患者中,吃豆制品与疾病也没有联系。也就是说,豆浆,作为万千食物的一种,没有那么好到能预防乳腺癌,也没有那么妖魔化到引起乳腺癌。

与大多事情一样,适度是关键。如果你喜欢大豆食品,无论你是否患有乳腺癌或者存在此风险,在你的饮食中都可以合理摄入豆制品。可以遵从个人的喜好,如果吃了没有不适,可以,相反,如果吃了明显不舒服的话就不要吃了。

7. 吃大蒜真能杀死癌细胞吗

现代医学研究表明,大蒜所含的大蒜素能阻断或减少致癌物亚硝胺化合物的合成,可以抑制癌细胞的生长,大蒜中的含硫氨基酸能激活巨噬细胞,包围癌细胞,使其解体死亡或变性。另外,大蒜中富含丰富的烷、硒等微量元素,这些都可以全面提高人体对癌细胞的抗御能力。

但是,大蒜具有刺激性,可能会引起胃肠不适等症状,能不能吃应该根据自己的状况,吃了舒服的可以适当吃。如果吃了没有特殊的不适,也不能因为大蒜具有抗癌作用就每天吃、顿顿吃。可以把大蒜作为辅料放在三餐中,用蒜拌凉菜、做成蘸料等。

8. 吃得越素就越健康吗

很多乳腺癌患者在反思自己的饮食起居时,往往把吃肉定位为"罪魁祸首",而实际上肉不是不可以吃,而是要适量吃。动物蛋白质里有植物蛋白质取代不了的必需氨基酸,是人体多种生命活动的必需品,适量的动物蛋白可以让我们更健康,且荤素搭配的清淡饮食才能有全面、均衡的营养。

纯素食者往往处于营养缺乏的高风险中。素食中铁的吸收率远不及肉类,所以,素食者常会发生缺铁性、维生素缺乏性贫血、锌缺乏、蛋白质营养不良等,蛋白质与铁缺乏还会导致免疫力低下。

对于吃什么肉,应该怎样合理吃肉,在这里也给大家一些小建议,其实吃什么样的肉并没有很严格的规定,但应该避免吃富含雌激素的食物。对于肉类的烹饪方法,应该避免油炸、烤制,而应以蒸煮为主,保持食物本身的营养。

所以说,合理搭配才是健康饮食的核心。合理饮食的关键仍在于多样化食物搭配而不是素食。

第十二节 乳腺癌患者的生育问题

1. 乳腺癌患者术后还能生育吗

在中国,乳腺癌的发病正呈现年轻化的趋势,发病时间比西方国家早

10～15年，很多年轻乳腺癌患者在治疗时或其后面临着生育问题。目前国内许多医生不建议年轻乳腺癌患者尝试怀孕，原因是在这个问题上仍缺乏恰当的信息和知识。许多年轻乳腺癌女性在乳腺癌诊断或治疗之后，当她们仍有生育的需求，往往陷入不知所指的迷茫境地，孕产对母体乳腺及胎儿的影响最受关注。

罹患乳腺癌不代表失去为人母的权利。育龄期患者如有生育方面的要求，应尽早和医生沟通，医生会综合考虑患者年龄、社会经济情况、思想状态、家庭情况、肿瘤类型及分期，雌激素受体状态等多方面因素，制定生育能力的保存策略。对于年轻、肿瘤分期较早的患者，估计治疗结束后丧失生育能力的可能性不大。而年龄相对较大，估计治疗后卵巢功能丧失可能性较大者，可选择人工辅助生殖技术来完成繁衍后代，也可以选择多种方法联合使用。另一方面，早期探讨生育问题有助于乳腺癌后续治疗方案的选择，可尽量避免治疗对后期生育带来的不利影响。

2. 妊娠对早期乳腺癌患者的预后有影响吗

多年来，人们有这种担忧：在乳腺癌患者治疗后生育的过程中，激素水平的变化促进肿瘤细胞增殖，甚至引起乳腺癌转移复发，导致预后不良，尤其是对于ER/PR（+）的患者。有学者于2011年发表的Meta分析包含了共14宗回顾性病例对照研究，其中共1 244人妊娠，无妊娠者18 145例。该分析表明，在乳腺癌确诊后经历妊娠的患者，其死亡风险降低41%。但是，对于这种保护作用，有著名的"健康母亲效应"，即病情较轻的患者往往自我感觉更好，所以更倾向于积极尝试怀孕，并更可能获得成功，反之，病情较重预后较差的患者更有可能接受化疗，而化疗则会造成生育能力的下降。

概括说来，目前尚无确切的依据证实妊娠会使乳腺癌患者获益，也无确切的研究证实乳腺癌治疗后再生育会影响患者的远期预后。

3. 乳腺癌患者术后怀孕时机如何选择

患者往往担心化疗、放疗等治疗方法的毒副作用，我身体里这么多"毒素"，会不会给胎儿留下不良影响呢？换句话说，就是何时是乳腺癌患者最佳的生育时机。

目前，大部分医生认为在治疗完成后需等待6个月，以规避潜在的不良反应；如果复发风险增高，则需等待2年的时间。如果患者接受了放疗，建议在治疗完成后等待12个月再考虑怀孕。也有学者认为，正如年轻的乳腺癌女性相比年长的女性有着生存率的显著下降并且具有更高的局部和远处复发的概率，因此为了降低复发的风险，建议33岁下的女性在乳腺癌诊治后延迟至少3年再考虑怀孕，而对于有淋巴结浸润的患者则应在治疗后延迟至少5年再考虑怀孕，而已发生远处转移的患者因受到高强度的治疗和不良预后的影响则更应避免怀孕。

乳腺癌治疗完成后，选择开始妊娠的时间目前尚无统一的看法，上述建议也并没有大规模的循证医学证据，或者可以这样解释：乳腺癌的第一个复发高峰出现在术后2年，延迟怀孕的初衷是为了防止可能的早期复发，保证辅助治疗的完成。对于那些需进行辅助治疗的乳腺癌患者有意义，但对于早期乳腺癌而不需进行辅助治疗的患者不需拘泥。具体的针对每一个个体的怀孕时机的选择，可征询乳腺专科及妇产科医生、生殖科医生的共同意见。

4. 乳腺癌治疗后再生育的相对禁忌证有哪些

首先是晚期或高复发风险的乳腺癌患者，在妊娠期间病情可能进一步恶化，不适合生育。其次，尽管采取了保存生育能力的措施，但在治疗结束后仍发生了卵巢功能衰竭，丧失了生育的条件。携带 *BRCA1* 及 *BRCA2* 易感基因的患者，患乳腺癌及卵巢癌的风险分别为40%～65%、11%～40%，而每一次妊娠将 *BRCA1* 及 *BRCA2* 基因遗传给下一代的风险达50%。为了下一代的健康，这部分患者需要谨慎选择再生育。由于技术、经济等多种原因,我国对于*BRCA1*及*BRCA2*的筛查还未能广泛开展。

5. 乳腺癌患者对于胎儿的影响如何

因为临床病例较少,尚未有大样本临床试验,部分研究表明,乳腺癌患者中自然流产的发生率高于正常人,可能是由于辅助治疗使体内激素水平紊乱、不能维持妊娠。克里斯蒂那,达尔贝格(Kristina,Dalberg)等人报告,接受过乳腺癌治疗的女性,其胎儿低出生体重、出生缺陷的危险性显著增加。达尼舍(Danish)的研究也有类似结果,但对于这些胎儿的长期随访尚无报道。所以就目前情况来看,部分适合的患者,即使患乳腺癌后也可以生出健康的孩子,但是医学本身就是有很多未知,或许有潜在的尚未发现的风险存在。

6. 乳腺癌患者产后能哺乳吗

有关乳腺癌患者治疗后的哺乳问题,目前尚无系统的研究,少数小规模的研究报道认为哺乳并不会对乳腺癌患者的预后产生不良影响。对于接受保乳手术的患者,患侧乳房仍具有哺乳功能,但在手术及放疗以后多数患者患侧乳房乳汁分泌量会显著的减少。在考虑哺乳对患者的预后影响的同时,不能忽略对婴儿的影响,在哺乳期间应该避免使用通过乳汁排出的药物,包括化疗药物、内分泌治疗药物及靶向治疗药物等。

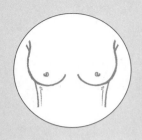

第八章
既非炎症又非肿瘤的乳房疾病

第一节　乳腺增生病

1. 乳腺增生、乳腺增生病分别是什么

　　乳腺是性激素的靶器官,乳腺增生是指育龄期妇女,乳腺实质的上皮成分、小叶间质内的脂肪、结缔组织受内分泌环境的影响,随内分泌的周期性改变而有所改变。

　　乳腺增生病是一种常见的既非肿瘤,又非炎症性的良性病变,多见于25～45岁的女性。是女性最常见的乳房疾病,其发病率约占乳腺疾病的75%。乳腺增生病是乳腺良性疾病中最常见的一组症候群,其实质是乳腺间质和腺体出现不同程度的增生和或复旧不全。打个不很恰当的比方,好比你在人气餐厅前排队,乳腺增生病就好比那个非要插队的,会让你心情不爽,但是他没抢你的钱包、也不伤害你的人身。也就是说,乳腺增生病大多是良性病变,不必惊慌。

　　近年来,由于乳腺超声和钼靶摄片的广泛应用,女性接受乳腺检查人数逐年增多,有越来越多的良性病变被检出。这些良性病变中又以乳腺增生性病变最为常见,所以在超声和乳腺钼靶摄片检查报告中,以及门诊病历中经常出现"乳腺增生"这一病理检查才能诊断的病名,以致造成过度诊断和治疗,再加上社会上不恰当的夸大宣传——"乳腺增生"是乳腺癌前病变,也给广大妇女造成困扰。因此,正确认识乳腺增生病,显得重要而迫切。

2. 乳腺增生病的发病原因是什么

目前乳腺增生病的发病原因尚未明确,下面提到的几个方面可能为患乳腺增生病的危险因素。

（1）内分泌失调

黄体素分泌减少,雌激素相对增多是乳腺增生病的重要原因。如卵巢发育不健全、月经不调、甲状腺疾病及肝功能障碍等。

（2）情绪等精神因素的影响

精神紧张、情绪激动等不良精神因素容易形成乳腺增生病,经常熬夜、睡眠不足等也是诱因,而且这些不良因素还会加重已有的乳腺增生病的症状。

（3）人为因素或不良生活习惯

女性高龄不育、性生活失调、人工流产、夫妻不和、不哺乳等原因,造成乳腺不能有正常的、周期性的生理活动。佩戴过紧的文胸或穿过紧的内衣等。

（4）饮食结构不合理

高脂、热高能量饮食导致肥胖,饮酒和吸烟等不良生活习惯会诱发乳腺病。长期服用含雌激素的保健品、避孕药等,将导致内分泌平衡失调。

3. 乳腺增生病的临床表现有哪些

乳腺增生病的临床常表现主要是乳房疼痛和乳房肿块,个别还会有乳头溢液。

（1）乳房疼痛

常见为单侧或双侧乳房胀痛或触痛,严重者可牵及胁肋部、腋窝、肩背,常在月经前加重,月经后缓解,也常因情绪变化、劳累、天气变化而加重。必须注意的是，周期性的乳痛虽是本病的典型表现，但缺乏此特征者并不能否定疾病的存在。

（2）乳房肿块

常为多发，单侧或双侧，以外上象限多见；肿块大小不等，质地韧，触之疼痛，有颗粒感，可推动。大小、质地可随月经呈周期性变化，月经前期肿块增大、质地较硬，月经后肿块缩小、质韧而不硬。

（3）乳头溢液

部分患者有乳头溢液，溢液多为清亮无色或浆液性。如果溢液为黄色或血性，量较多时，应引起足够重视，及时去医院诊治。

4. 乳腺增生病，选用什么检查方法

一般来说，B超是首选方法，因其便捷、经济、无创、无痛等优点成为临床上较常用的检查手段。对于年轻女性，乳房内组织是以腺体居多，B超对此的穿透力和分辨率更佳；而对于中年妇女，乳房内腺体退化，以脂肪组织居多，适宜进行钼靶X线检查，但是具体情况需根据专科医生意见。

5. 乳腺增生病需要手术吗

乳腺增生病是乳腺的良性病变，大部分不需治疗。当乳腺增生病有以下情况时，建议患者接受手术治疗，手术治疗的目的主要是避免误诊、漏诊的乳腺癌。

乳腺增生病变局限在单侧乳房的某一象限，特别是在乳房的外上象限；肿块体积较大、质地较硬，经保守治疗效果不明显者。

年龄＞35岁，具有母系乳腺癌家族史，且乳房肿块呈结节状，经各种治疗未见明显缩小者、原有的乳房肿块在短时间内迅速增大者。

原有的乳腺增生病在观察治疗过程中，近期症状及体征有所加重，钼靶等影像学检查及针吸细胞学检查结果与前次检查相比，病变有进展，提示有恶变可能者。

乳腺增生病患者经针吸细胞学检查或活检证实乳腺上皮细胞增生活跃,甚至开始有异型性改变者。

6. 乳腺增生病会癌变吗

不少人有这样的观点:得了乳腺增生病,就意味着更容易患上乳腺癌。这其实是一个误解。大部分乳腺增生病与乳腺癌没有直接关系,也没有临床证据证明乳腺增生病就容易发展成乳腺癌,公众不必对此过于恐慌。尽管两者的发生可能都与压力过大、雌激素紊乱有关,但是根据统计学显示,乳腺增生病与乳腺癌不存在必然的联系。由乳腺增生病演变成癌症的概率很小,注意调整自己的情绪,舒缓压力,再配合一些治疗,乳腺增生病一般是不会威胁健康的。

7. 囊性增生病是不是癌前病变

乳腺囊性增生病,在组织学上有小乳管高度扩张而形成囊肿,乳管上皮细胞增生,多数中、小乳管可发生乳头状瘤,由于本病不但上皮增生,尚有囊肿形成,所以被称为"囊性乳腺增生病",有一定的癌变性,在3%～4%。近期出现乳腺增生结节增大、变硬、不随月经周期而变化者,应特别注意,需要到专科医院就诊。

8. 非典型性增生是乳腺癌的前兆

非典型性增生(atypicalhyperplasialesion, AHL)细胞呈现不同程度异形和极性排列紊乱,与原位癌相似,但尚有肌上皮细胞存在,无坏死,无典型的筛状结构等恶性特征性改变。只有通过病理检查才能确诊。20世纪末提出的"多阶段发展模式"假说认为,乳腺正常上皮向恶性转化,经历一个从正常上皮到单纯性增生,到非典型性增生,到原位癌,再到浸润癌的谱带式渐进性连续过程。乳腺非典型增生患者与同期同年龄非此病患者相比,患乳腺癌的危险性增加4～5倍,而单纯增生的癌变率仅0.1%。非典型增生作为癌前病变,在某些致病因素的持续作用下,可以从量变发生质变,进而转化为恶性肿瘤,而在相反情况下,则能够长期稳定甚至发生可逆性变化,恢复至正常状态。可见,癌前病变并非全部转化为癌,只是发展成为癌的可能性较大,是有条件的,因此对癌前病变即乳腺非典型增生阶段采取干预治疗,可以有效减少乳腺癌的发生率。

9. 情绪和乳腺增生病有关系吗

乳腺门诊中,我们可以听到很多这样的诉说:最近心情不太好,这个月乳房胀痛得厉害,或是:我有乳腺增生,好害怕,担心癌变,饭都吃不下。

乳腺增生病的致病因素是多方面的,除生物因素外,抑郁、焦虑等精神因素是导致乳腺增生病的重要原因,乳腺增生病本身又可作为负性生活事件导致患者发生应激反应,出现抑郁、焦虑等负性情绪,进而加重病情,形成恶性循环。不良心理情绪,如担心乳腺增生病转归成乳腺癌等,都会影响乳腺增生病的康复。有研究观察了乳腺增生女性患者675例,结果发现焦虑状态检出率为85.9%,抑郁状态检出率为81.63%。另外,乳腺增生病的疼痛等症状,会影响患者的神经系统功能,加重焦虑情绪,进而产生恐惧、猜疑等心理反应,大大增加了心理负担,严重影响了治疗效果。

所以,保持良好的心理状态十分重要,心情愉快、情绪稳定,是乳房健康的必需品。

10. 子宫肌瘤跟乳腺增生病有没有关系

子宫肌瘤于生育年龄高发,青春期前少见,绝经后逐渐萎缩或消退,在高雌激素状态下可以导致肌瘤的迅速生长,因此被认为是激素敏感的良性肿瘤。子宫和乳腺均为下丘脑-垂体-卵巢轴的靶器官,且随着卵巢激素的周期性变化,子宫内膜和乳腺均发生同步变化。在卵巢过度或不平衡的刺激下,子宫平滑肌细胞或乳腺上皮细胞过度增生而形成肿块,于是形成了子宫肌瘤或乳腺增生。相关研究结果显示,子宫肌瘤与乳腺增生病的发病相关，两者存在一定的关联性。

11. 胸小的女生也检查出乳腺增生病，这是怎么回事

　　有人说，胸部丰满的女性更容易患乳腺增生病，胸小的女性的乳房不会"增生"？实际上，乳腺增生病与乳房的大小没有关系，而与体内的激素水平有关，即使胸小的女性，体内激素分泌只要出现异常，同样会引起乳腺增生病。

12. 不能穿戴有钢圈的文胸吗

　　乳房上分布着丰富的血管、淋巴管及神经，对乳腺起着新陈代谢的作用。如果文胸过紧，尤其是下围的钢圈又硬又紧的话，就会影响血液循环和供给，造成乳房缺血、痉挛，压迫乳房中的淋巴腺。选择文胸最重要的是大小合适、材质环保健康，钢圈只要舒适，可以使用。

13. 精油按摩可以治疗乳腺增生病吗

　　很多美容院宣称精油按摩乳房可以疏通经络，治疗乳腺增生病。按摩治疗不尽可靠，按摩方法不当，可能会加重病情。对于健康的女性来说，正确的乳房按摩有助于乳房部位的血液循环，但这并不是说乳房保健是万能的，更不能认为乳房按摩就能治病（图8-1）。

　　有些美容师说乳腺增生病可以不吃药不手术，只需要通过专业按摩师进行精油按摩即可减小，甚至消除肿块。

　　精油是从植物的花、叶、茎、根或果实中提炼萃取的挥发性芳香物质，这些

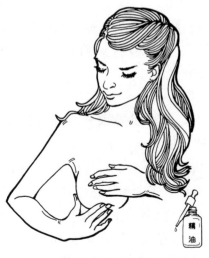

图8-1　精油按摩有助血液循环

高挥发物质,可由鼻腔黏膜组织吸收进入身体,将讯息直接送到脑部,通过大脑的边缘系统,调节情绪和身体的生理功能。从专科医生的角度看,偶尔使用精油不会对身体造成直接坏处,但反对长期大剂量使用。如果美容机构打着"精油按摩治疗乳腺增生病"的招牌,则一定是夸大其词。患有乳腺增生病的女性,应该选择专科医生进行咨询和治疗,切勿盲目相信一些机构的广告词,避免延误病情,危害健康。

14. 哺乳能"带掉"乳腺增生病吗

哺乳、累积哺乳时间是乳腺增生病的保护因素,可能原因是产后长期哺乳可推迟排卵和月经期的建立、使乳腺细胞的成熟期较长,从而降低哺乳者患乳腺疾病的风险性,但是情绪、压力、饮食等也会影响到体内激素环境,所以哺乳不能绝对改善乳腺增生病。

15. 乳腺增生病患者可以吃蜂蜜、蜂花粉、蜂王浆吗

蜂蜜、蜂花粉、蜂王浆等蜂产品一直是颇受人们喜爱,而很多人担忧:这些蜂产品含有激素,会导致乳腺增生病。

蜂蜜主要含有糖类(75.6 g/100 g)和水(22.0 g/100 g),占据了大约97.6%的重量,再加上少量的脂肪和蛋白质,占到约99%的重量。由于产地、品种不同,蜂蜜的成分存在一定的差异。在蜂蜜和蜂花粉中,并没有检测到动物性激素的报告。花粉中确实含有植物激素成分,但这些成分和动物体内的激素差别很大。植物激素不会对人体产生激素样的作用。蜂王浆是蜜蜂供给蜂王和3日龄内幼虫食用的物质,长时间吃蜂王浆的蜂王成熟期短、寿命长,还有很强的生殖能力,这不禁会让人联想,这是不是性激素的作用?给人吃了也会"催熟"吗?其实,这种想法也是多虑了。蜂王浆"催熟"蜜蜂的成分并不是性激素,而是一种名叫"Royalactin"的活性蛋白质。人们口服蜂王浆的时候,这种蛋白质会被消化,无法保持活性,因此不必担心它会对人体产生影响。那么性激素呢?经检测发现,蜂王浆中确实存在

微量的性激素,但它的含量实在太低,不足以对人体生理造成影响。

　　那么,就可以多吃这些蜂产品吗? WHO将蜂蜜列入"游离糖"的范畴。游离糖包括由生产商、厨师或消费者在食品中添加的单糖(葡萄糖)和双糖(蔗糖、果糖),以及天然存在于蜂蜜、糖浆、果汁和浓缩果汁中的糖分。"游离糖"非健康食品。

　　因此,乳腺增生病患者可以适量服用蜂产品,但是也不建议过量。

16. 什么是乳腺结节

　　乳腺结节是个宽泛的概念,可以是良性的,也可以是恶性的(图8-2)。一般指不能扪及肿块,但超声检查发现的小低回声病灶或乳腺X线检查发现的小致密影,一般小于1 cm,多数是乳腺组织导管和乳小叶在结构上的退行性病变及进行性结缔组织的生长。BI-RADS分类属2类或3类,称为增生结节,以区别可扪及的乳腺肿块。除了增生结节,还可能是乳腺纤维腺瘤、导管内乳头状瘤、积乳囊肿、脂肪坏死等良性病变。但是,不是说小于1 cm

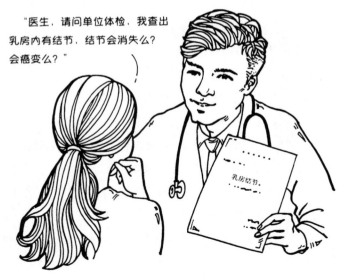

图8-2　乳腺结节患者的常见疑问

就一定不会是恶性,要结合B超、钼靶,甚至MRI及活检来评判其良恶性。

　　如果体检发现结节,可以去专科就诊。由医生根据专业的知识、辅助检查来评判结节可能是哪一种疾病,及处理结节的方式。

17. 乳腺结节会消掉吗

　　这是门诊中关于乳腺结节被问频率最高的问题。这要看结节的性质,如果是增生结节,即因乳腺导管和乳小叶的增生及复旧不全而引起的,有可能消退,方式可能如下:轻松愉悦的心情、合理的作息及饮食、适当的锻炼、适当的药物的帮助。如果是乳腺纤维瘤、导管内乳头状瘤、脂肪坏死、积乳(稠厚,如老酸奶)等,一般短期内不会消失,甚至增大;如是乳腺癌,则会增大。

18. 乳腺结节会癌变吗

　　一般情况下乳腺结节的癌变率不大,大多数以增生结节为主,可以门诊随访,3～6个月无特殊变化,可以认为良性机会大。当然,积极一点可以做细针穿刺,进行病理检查以明确诊断。

19. 乳腺结节需要活检吗

　　根据目前的研究,这类病变大都是良性的,只有1%～2%可能是早期乳腺癌或原位癌。对于影像学检查发现的BI-RADS分类为2级的乳腺结节,应每年定期检查一次;BI-RADS分类为3级乳腺结节,则3～6个月后复查,随访检查过程中如升为4级则进行活检,但对患者非常焦虑,或年龄大于50岁,或临床需要(如乳腺癌家族史或BRCA基因突变携带者)也可按相关指南,对超声评估为3类的患者进行活检,以避免延迟诊断。

20. 乳腺结节需要手术吗

　　一般不需要手术,门诊定期随访,如果在随访过程中增大,可以考虑手术。结节＞1 cm以上，可以考虑手术，但是也要综合考虑，怀疑有问题的，即使是5 mm也要考虑手术。如果临床考虑到良性的概率比较大，也可以放宽到2 cm以上再手术。综合判断要结合临床检查、B超、钼靶，甚至MRI的检查结果。

21. 乳腺有结节，可以怀孕吗

一般体检发现＜1 cm的结节，同时未发现有恶性征像，怀孕无影响，但是如果肿块较大，同时医师怀疑有问题的，最好在孕前解决掉。否则孕期处理比较麻烦。

22. 针灸、耳穴治疗对乳腺增生病有效吗

针灸治疗乳腺增生病的文献记载始见于明清。采用辨证论治，根据不同证型选择相关的经穴，是一种简单、经济、方便、无不良反应的治疗方法，临床单纯运用针刺治疗乳腺增生病的报道比较少，用药物或其他方法相结合的方式较常见，一般来说综合治疗的疗效优于单一疗法的疗效。

"十二经脉上络于耳"，耳和经络、五脏六腑之间有着密切的联系。耳穴贴压法一般采用王不留行籽、磁珠、药丸等置于耳穴之上，外贴白色、肤色或脱敏医用胶布，通过患者自行按压刺激耳穴发挥治疗作用。

23. 乳腺增生病可以推拿吗

推拿疗法主要通过不同穴位或功能区的按摩，结合特殊的手法，以达到疏通经络气血的效果。专业的推拿可以缓解乳房疼痛等症状，但社会上很多美容保健机构宣扬推拿按摩可以消除乳房肿块，夸大了推拿的作用。乳腺增生病患者可以在专科医生的建议下，选择合适的乳房保健方法。

24. 乳腺增生病可以做理疗吗

除了最为传统的药物外治疗法和针灸推拿疗法之外，现在还有很多传

统理论与科技仪器和技术相结合的疗法,如磁疗法、红外线电离辐射疗法、中药离子导入疗法等。

　　电磁疗法的基本原理是利用电磁信息场恢复病态组织的电磁平衡,酸碱平衡和代谢功能平衡,从而治愈疾病。红外光照射可使局部毛细血管扩张,加快血液循环和药物吸收,改善局部的营养供应,以达到治疗的目的。中药离子导入治疗主要通过扩张的小动脉和毛细血管,改善局部血液循环,促进药物的局部吸收,增加药物在患处的浓度,起到良好的局部治疗作用,故此为一种良好的局部外治疗法。

　　理疗作为乳房保健的方法,不能绝对改善乳腺增生病,可以在专科医生的指导下选择使用。

25. 有没有外用药治疗乳腺增生病

　　药物敷贴是中医外科治疗乳腺增生病中最常用的一种方法,因其便捷、有效、无痛苦而为广大患者所接受。古代文献中亦有关于用药外敷治疗乳癖的记载,如《张氏医通》记载用鲫鱼膏外敷治乳癖。另外,中药敷贴不仅用法简单,而且携带方便,患者可自行换药。所敷药物常见的有巴布剂、膏药、油膏、箍围药、掺药、酊剂等,起到局部通络止痛、消肿散结、活血祛瘀的作用。

第二节　乳　痛　症

1. 乳痛症是什么

　　乳痛症(mastalgia)即乳房疼痛症,它既是一种症状,也可以是一个诊断。作为症状,大家都能理解。作为诊断,其实是为了突出其临床特异性,以症状命名的诊断,不涉及组织学、病理学层面。

　　2/3以上的女性在生活中有过乳房疼痛，大约有10%的人认为生活中一半的时间有乳痛经历；有些人自觉乳房痛，或触到乳腺有些增厚，特别是经前更为明显，经期过后，症状就能自行消退，这些是生理性改变。单纯乳房疼痛，经过检查没有发现明确异常，诊断为乳痛症，目前多数学者认为内分泌失衡是乳痛症的病因之一。

2. 乳痛症是不是说明体内激素水平不正常

　　很多年轻女性听到医生解释乳痛症和内分泌失衡有关，担忧地问："是不是我的激素水平不正常？"

　　周期性乳痛症患者的症状往往在月经前1周加重，而随月经来潮后减轻或消失，表明乳痛与激素的周期性变化密切相关。有些学者发现周期性乳痛症患者存有雌激素水平升高，孕激素水平低或雌孕激素比例失调等情况，但是许多研究检测了乳痛症患者的雌激素、孕激素、催乳素、黄体生成素、促卵泡成熟激素、LHRH水平，与正常对照组差异无统计学意义。

　　到目前为止，没有证据支持乳痛症患者有激素水平或激素受体数目的异常，故大多数学者认为乳痛可能是患者的乳腺组织在月经前对正常水平激素的高敏感性所致的异常反应。因此，乳痛症并不能说明体内激素水平一定不正常。

3. 如何诊断乳痛症

　　乳痛症患者多因担心自己是否患乳腺癌或症状无法耐受而就诊。乳腺专科医生首先会详细询问病史，包括乳痛的部位，性质，持续时间，与月经周期的关系，激素使用史（避孕药，激素替代疗法），孕产史等。

　　其次，医生会进行体检，包括视诊和触诊。为了辨别疼痛是来自乳房还是深面的肋骨，医生可让患者侧卧位，乳腺组织从胸壁下垂，用手指尖按压受累的肋骨时能产生疼痛感，常常能提示患者疼痛的来源。大多数乳痛症患者可伴有乳腺局部增厚或弥漫性结节，属于乳腺的良性改变，可行乳腺B

超检查。如果触诊发现有明确的局限性包块，尤其当患者年龄＞40岁，则需做乳房钼靶摄片、超声、活检，以排除乳腺癌。绝经后的单侧局限性的非周期性乳痛患者更应警惕排除乳腺癌。

4. 乳痛症需要治疗吗

临床上乳痛症，只有少数需要处理。患者常常因为担心自己乳房疼痛与乳腺癌有关或者乳痛影响工作生活而就诊，大部分患者经医生检查诊断解释后，其乳痛可不必治疗，通过调整生活习惯、放松心情，症状即可改善，但是部分中、重度的乳痛症患者若每月疼痛时间持续大于7天，反复发作超过6个月，或乳痛严重影响患者的日常生活，就该考虑使用药物进行治疗。

第三节　乳腺囊肿

1. 什么是乳腺囊肿

乳腺囊肿是常见的乳腺疾病，大部分为良性病变，以单纯性囊肿和积乳囊肿最常见。单纯性囊肿主要是雌激素水平升高，黄体酮水平下降，使乳腺导管上皮增生，乳管伸长迂曲，管壁因血运障碍，上皮细胞大量脱落，堵塞管腔，形成囊肿；积乳囊肿是主要是各种原因导致乳汁淤积，在哺乳期形成乳腺导管扩张，导管可在乳汁的持续压力下破裂，溢出的乳汁被周围组织包裹而形成积乳囊肿。

随着超声显像技术在我国的普遍开展和应用，越来越多的乳腺囊性病灶被发现，B超下提示无回声，后方回声增强。超声证实的囊肿可以仅做观察，复杂或不典型的囊肿应该明确诊断，包含实性内容物的囊性肿块需进行活检。如果囊腔液为血性或同一囊肿短时间内反复发作多次，需要外科切除。

2. 单纯性乳腺囊肿怎样治疗

一般采用口服药物虽可使乳腺囊肿缩小,但难以达到根治效果,甚至复发。手术治疗虽可取得较好疗效,但因部分乳腺囊肿较小或位置较深等而难以触及,最终导致手术创面扩大,且难以准确定位,极易出现病灶遗漏等情况,最终影响患者预后。目前较推崇的方法是超声引导下无水乙醇硬化治疗,该治疗方法微创,疗效肯定,费用低廉,患者易接受。其主要原理为无水乙醇能使囊壁上皮细胞脱水,蛋白凝固变性而失去分泌功能,不再产生囊液,同时囊壁出现无菌性炎症后发生粘连、纤维化使囊腔闭合。

3. 积乳囊肿如何治疗

积乳囊肿其囊液为哺乳期乳腺小叶分泌的乳汁,哺乳结束乳汁不再产生,超声引导抽吸淤积乳汁后,囊液不再产生,因此无须无水乙醇固化囊壁,使用此方法囊腔虽不能完全消失,但囊肿无张力,患者不能触及,局部亦无感觉,可视为治愈。积乳囊肿的治疗要等到哺乳结束,除非囊肿合并感染。积乳囊肿治疗后若再次妊娠,囊肿可复发。

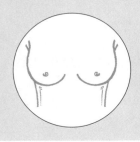

第九章
乳房部其他疾病

第一节 乳房湿疹

1. 什么是乳房湿疹

乳房湿疹是一种发生乳房部的变态反应性疾病。乳房部可见粟米大小的丘疹、丘疱疹、水疱,基地潮红,边界比较清楚,常伴有渗液、糜烂,可出现少量鳞屑或结痂,并可伴有皲裂。可单侧或对称发病,瘙痒明显,发生皲裂处可出现疼痛。仅发生于乳头部位者,为乳头湿疹。男女都可以发生,但以哺乳期妇女最为多见。

2. 为什么会得乳房湿疹

乳房湿疹的发病原因很复杂,现代医学认为,这是一种由复杂的内外因素引起的过敏性炎症性皮肤病,属Ⅳ型变态反应,主要是T细胞介导的免疫损伤。病情受患者健康状况、精神因素、环境等影响,如精神紧张、失眠、劳累、情感变化等都可使湿疹的病变加重和痒感加剧。

3. 乳房湿疹怎么治疗

目前主要采用抗过敏疗法,包括抗组胺药、皮质类固醇激素治疗湿疹,配合镇静药、液氮冷冻、光疗法、激光疗法、放射疗法、生物共振治疗及干扰素等以增强抗过敏药物的疗效。

4. 乳房湿疹有没有外用药治疗方法

治疗方面首先应去除一切可疑致病因素，避免各种外因刺激如热水烫洗、用力搔抓及过劳、精神紧张，避免进食辛辣食物，保持皮肤清洁。急性湿疹无渗出时可用炉甘石洗剂，有渗出时，局部可用2%～4%硼酸液冷湿敷，或用中药马齿苋冷湿敷后外用30%氧化锌油。亚急性湿疹少量渗出可不用湿敷，外用氧化锌油，干燥后再用皮质类固醇激素霜剂或软膏外涂；慢性湿疹可直接外用皮质类固醇激素类软膏。合并感染时可用依沙吖啶或清热解毒类中药煎剂湿敷，氧化锌或莫匹罗星外涂。

5. 乳房湿疹的注意事项有哪些

主要是注意乳房卫生和保护，用温水清洗乳头；避免搔抓，以防感染；夏天不宜穿戴涤纶或海绵衬的文胸；不要在乳房部位喷香水或使用刺激性润肤露；饮食方面注意避免进食易致敏和刺激性食物，如鱼、虾、浓茶、咖啡、酒类等；哺乳期妇女要勤换内衣，养成良好的哺乳习惯，注意婴儿的口腔卫生。

6. 哺乳期乳房湿疹怎么办

哺乳期间，乳房皮肤丘疹、疼痛剧烈，婴儿吮吸时加剧，瘙痒难耐，十分影响日常生活和哺乳。不必惊慌，乳房湿疹与个人体质、孕期饮食、精神因素、哺乳期卫生有关。养成良好的哺乳习惯，注意婴儿口腔卫生。哺乳后清洗乳头和乳晕周围皮肤，保持清洁干燥。避免各种不良刺激，如剧烈搔抓、热水洗烫和肥皂洗擦等，忌食鱼、虾、螃蟹等海鲜类食物及辣椒、大蒜、酒等辛辣刺激性食物。

如果乳头有破损，先让宝宝吮吸没有破损或破损较轻一侧的乳头，宝宝进食了一定量的奶汁后,再吸吮另一侧乳头时用力相对减小,从而能够减轻疼痛。

哺乳前可先挤出少许奶汁,涂抹湿润破损的乳头,然后再让宝宝吮吸,也能减轻疼痛。如果乳头破损严重,应暂停让婴儿吮吸,但必须定时排空乳汁,以防因乳汁淤积引起急性乳腺炎。乳房下皱襞湿疹,可以继续哺乳。

7. 湿疹样癌是乳房湿疹长期不好引起的吗

有极少部分妇女乳房皮肤出现丘疹,渗出,自认为是湿疹,自行涂抹常用的抗湿疹软膏,皮损的部位丝毫也没有好转,而且变得是越来越严重了,去医院皮肤科就诊,后转至乳腺科,医生怀疑得了癌:乳房湿疹样癌。

乳房湿疹样癌(又名Paget's病)是以乳头和乳晕部出现湿疹样改变为主要临床表现的特殊类型乳房癌,临床少见。湿疹样癌皮损初为乳头或乳晕处出现小片状鳞屑红斑,少许渗出,周边浸润,逐渐扩大,超出乳晕,随后出现结痂和溃疡,类似湿疹皮损,疼痛并兼,但境界清楚,病变进展缓慢。病变向深部扩展时,乳晕下方可触及肿块,乳头内陷、破坏甚至消失,可继发汗腺癌,晚期可有腋窝淋巴结肿大。根据临床表现及皮损组织病理学检查可以确诊本病。

乳房部有湿疹样表现时,我们不必过分害怕,湿疹样癌毕竟很少见。如果发现乳房部湿疹,建议正规医院皮肤科和乳腺科就诊。

8. 穿戴隐形文胸致乳房长了"痱子"怎么办

隐形文胸一般采用硅胶材质,比较致密,加上不少隐形文胸都有一定的厚度,透气度不好。加上隐形文胸是靠内侧的胶直接粘住皮肤来固定的,与皮肤的接触过于紧密,没有缝隙,皮肤长时间被汗液浸泡,很容易红肿、瘙痒,生成湿疹、痱子等皮肤疾病。另外,女性胸部皮肤比较娇嫩,较大面积的胶直接粘贴,有些人会对胶过敏,发生接触性皮炎,抓挠或者不对症用药后甚至会有液体流出。除了外用炉甘石洗剂、皮质类固醇激素软膏等,建议佩戴大小合适、透气性能佳、棉质等文胸。

第二节　乳房部带状疱疹

1. 带状疱疹也会长在乳房上

> 六十多岁的李大妈这几天感到右侧乳房疼，刚开始没当回事，后来又从胸部疼到了背部，该不会乳房上长了什么吧？乳腺科医生详细体检和检查后，诊断为"带状疱疹"。李大妈惊讶地问："什么？带状疱疹不都长在腰上吗？"医生答："那不一定，带状疱疹可出现在很多部位。"

带状疱疹是由水痘-带状疱疹病毒引起的，局部神经受累累及其支配的皮肤、黏膜，并伴随明显神经痛为主要表现的急性疱疹性病毒性疾病，常侵犯身体抵抗力下降的人、老年人或久病体虚的人。全身抵抗力下降，遇到身体劳累、感冒等情况，容易发病。发病总是沿神经走向、呈条带状，大家常把这种病称为"串腰龙""蛇串疮"，这是因为侵犯胸腰部位的带状疱疹占发病率的60%以上。实际上，带状疱疹病毒还可侵犯头、面、耳及上下肢等部位。

王大妈的带状疱疹正好长在了乳房部位，以为乳房疼就是乳房上的疾病，这其实是个误区，如果在前胸初起，几天后可能会放射到背部疼痛，患处刚开始是红色的斑疹、丘疹，不治疗就会形成疱疹，累累如串珠，疼痛难忍。

2. 带状疱疹的疼痛和乳腺增生病的疼痛怎么鉴别

带状疱疹的特点是皮肤有水疱和明显的疼痛，但临床中常常会遇到一些病例，皮疹出现很晚，或者胸部及背部呈针扎样疼痛而不出现皮疹，此时易与乳腺增生病的疼痛相混淆。

乳腺增生病和带状疱疹疾病均可发生在女性，均可见胸部疼痛，有的伴腋下及背部疼痛；但带状疱疹的疼痛常沿肋间神经分布，条带状，单侧，不超过胸骨中线；乳腺增生病的疼痛，多为双侧，常与月经周期有关。

3. 得了乳房部带状疱疹有什么注意事项

得了乳房部带状疱疹大可不必惊慌。此时，应适当休息，避免摩擦患处，并保持患处清洁、干燥。饮食清淡，多吃蔬菜水果，切忌食用辛辣刺激、肥腻之品，必要时可服用板蓝根冲剂、抗病毒口服液等。保持心情舒畅。如果疱疹合并有感染情况，应及时应用抗生素。

4. 乳房部带状疱疹怎么治疗

主要有全身和局部疗法，原则为抗病毒、营养神经、消炎、止痛、保护局部，防止继发感染、缩短病程等。

中医药治疗乳房部带状疱疹具有独特的优势。中医学认为，带状疱疹多因情志内伤，肝失疏泄，郁而化火；或脾失健运，肝脾不和，气滞湿郁，化火成毒，湿热火毒外溢皮肤所致。中医从整体出发，采用辨病与辨证相结合的治疗。中药、针灸、拔罐，作用各有奇妙。在治疗上根据发病的不同时期辨证治疗，具有良好的疗效。具体请至专科咨询。

第三节　乳房部血管性疾病

1. 什么是乳房部血管性疾病

1863年，学者菲尔霍（Virchow）将血管性疾病称之为"血管瘤"，并将其分为毛细血管瘤、海绵状血管瘤、蔓状血管瘤，一直沿用100余年。1982

年，马利肯（Mulliken）教授依据病灶的组织学特征和生物学行为，将血管性疾病分为婴幼儿血管瘤和血管畸形，为现代血管性疾病分类奠定了基础。现代血管性疾病主要分为两类：血管肿瘤和血管畸形。笼统的"血管瘤"概念不在学术讨论和交流中继续使用。血管肿瘤包括婴幼儿血管瘤、先天性血管瘤、卡波西样血管内皮瘤、丛状血管瘤等，其中婴幼儿血管瘤最为常见；血管畸形先天性血管发育畸形，包括毛细血管畸形、静脉畸形、动静脉畸形等。乳腺婴幼儿血管瘤通常出生后数天至数周出现，增生数月，1岁左右稳定，随后进入长达数年的消退期，血管瘤可完全消退或残留为纤维脂肪组织。

乳房静脉畸形是乳房区先天性血管畸形，但并不一定出生时即发现。一般为单发，也可为多发。主要见于乳腺皮肤或皮下，肿物软，皮肤略隆起，皮色正常或青紫色。大多为先天性，生长缓慢。根据其发病特点、临床表现、辅助检查等，诊断不难。

2. 乳房部血管性疾病采用什么方法检查

超声作为乳腺疾病的首选检查方法，以其简便、快速、价廉的特点得到普遍的临床应用。

乳房婴幼儿血管瘤超声特点：① 增生期超声表现为低回声、高回声或混合回声区，回声尚均匀，呈圆形、椭圆形或分叶状，一般边界清晰，彩色多普勒显示血流信号非常丰富，频谱检测可见动脉谱，阻力指数偏低，亦可测及静脉频谱。② 消退期病灶逐渐转化为纤维脂肪组织，根据病灶消退程度表现逐渐变化，超声表现为病灶内回声不均匀，可见纤维及脂肪组织回声，边界不清，彩色多普勒显示血供一般。

乳房静脉畸形超声表现为边界不清的混合回声区，形态不规则，内见数个直径不等的无回声管腔，可压缩管腔内血流信号频谱多普勒显示为静脉血流，有时可探测到病灶内有静脉石，表现为强回声斑伴后方声影。肿块内有强回声光点，彩色能量图有纡曲的管状血流信号，可与囊性肿块区别。肿块周围无低回声晕，后壁及后方回声明显增强，也与纤维腺瘤不同。单以彩色血流信号和血流速度及阻力指数难以与乳腺癌鉴别，结合二维声像图鉴别不难。

3. 乳房部血管性疾病如何治疗

如果确诊为乳房部血管性疾病，建议至专科就诊。较小的、处于稳定期或消退期的婴幼儿血管瘤可以等待观察；浅表型增生期婴幼儿血管瘤可采用普萘洛尔软膏局涂或激光治疗；深在型增生期婴幼儿血管瘤可采用普萘洛尔口服、激素口服、激素瘤内注射治疗；多发性婴幼儿血管瘤、重症婴幼儿血管瘤或生长迅速的婴幼儿血管瘤首选口服普萘洛尔治疗，手术治疗一般不作为早期血管瘤的首选治疗方案。增生期血管瘤需按照循序渐进的原则进行治疗，避免过度治疗。经保守治疗或激光治疗后仍有较大残存病变者，可在消退期行手术治疗。手术治疗目的是切除或修整残存病变、瘢痕、畸形、色素沉着、脂肪堆积等，进一步改善外形和功能。

如果诊断为静脉畸形，硬化治疗是该病目前首选的治疗方法。本病预后良好。

第四节 乳房结核

1. 乳房也会得结核吗

我们常听说肺结核，乳房结核的确比较少见，有文献统计占乳腺疾病的 1%～4%。乳房结核，是乳房部的一种慢性特异性感染性疾病。乳房结核可以分为原发性和继发性两种，其中临床上以继发性乳房结核多见。继发性乳房结核多是邻近结核病灶如胸壁结核、胸膜腔结核和腋窝淋巴结结核直接蔓延或者经淋巴管逆行转移而形成，其中以淋巴管逆行转移多见。哺乳期妇女乳腺组织淋巴循环丰富，大量乳汁淤积，同时婴儿吸吮造成乳头损伤，也易逆行造成感染。

2. 乳房结核有哪些临床表现

在乳房结核的早期，患者的乳房里会出现界限不清楚的硬块、不痛或者有轻微的疼痛。硬块逐渐增大，并与皮肤粘连。乳房表面可有一些水肿、轻度发红和触痛等慢性炎症的现象。早期的硬块，很难与乳腺癌区别。乳房结核继续发展，可形成结核性脓肿。乳房结核性脓肿形成缓慢，它的周围没有明显的红、肿、热、痛等现象。乳房结核性脓肿经过一定时间，表面的皮肤就会发生坏死、破溃，形成很不新鲜的伤口，经常向外排出干酪样脓液。结核性脓肿，也可向内破溃，形成多个小洞，互相通连，这对乳腺组织破坏很大，伤口小洞经常流水流脓，常年不愈。对乳腺肿块患者，如发现有切口不愈合或延期愈合者，排除其他因素，行病理检查，查结核抗体和结核菌素试验，一旦确诊，应立即抗结核治疗。

乳房结核多发生于 20～40 岁女性，妊娠期和哺乳期发病率较高。其发展缓慢，病程较长，最长的可达 10 年以上。因此，乳房结核应注意早期发现，有结核病史和妊娠期的妇女应经常检查乳房。有包块应及时至医院就诊，一旦发现乳房结核，应在医生指导下进行使用抗结核治疗，直到痊愈为止。

3. 怎样确诊乳房结核

对于病程长、进展缓慢、乳房肿块有炎症表现，常规抗生素抗感染治疗无效，若部分患者出现溃疡或瘘管，并且脓腔与乳管相通，有脓性乳头溢液者，应常规进行穿刺，先做普通镜检，没有发现细菌，再做抗酸染色检查，若发现抗酸杆菌，对诊断具有肯定意义。

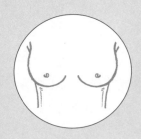

第十章
男性乳房问题

第一节　男性乳房发育症

1. 男性的乳房会发育吗

这个问题很有意思,很多人认为隆起于胸壁的才叫乳房,而男性的胸壁多无明显隆起,常常被忽略。其实男性也有乳房,只不过乳头、乳晕、乳腺组织不发达而已。一般来说男性的乳腺,应该一生都在休眠中度过才是。但其实它们很不安分,一直都在等待发育的机会。男性无论婴儿、儿童、青少年还是老年,有可能因为各种原因而产生男性乳房的发育。

2. 什么是男性乳房发育症

男性乳房发育症(gynecomastia, GYN)又称男性乳腺增生症或男子女性型乳房,指男性乳房组织异常发育、乳腺结缔组织异常增殖的一种临床病症。通常表现为乳房无痛性、进行性增大或乳晕区域出现乳房触痛性肿块,是男性最常见的乳房疾病。

3. 青春期男孩双侧乳房突起,这是怎么回事

在第七季的美剧《实习医生格蕾》中有这样一个病例:一个 13 岁男孩

患有男性乳房发育症，面对同学的嘲笑，十分苦恼，因此要求做缩乳手术。青春期男孩，乳房明显隆起于胸壁，可能是男性乳房异常发育症。男性乳房发育症不但给患者造成了生理上的痛苦，而且增加了心理上的负担，产生自卑的情绪。

男子体内也有少量雌激素，当体内雄激素减少或雌孕激素增多，打破男性体内激素该有的平衡时就可能出现男性乳房异常发育。这时体内的雌激素可能绝对或相对较多，等到发育后期往往会自行消退，不必匆忙考虑进行治疗。另外，肥胖、食物中反季节果蔬、儿童保健品等也可能影响青春期男性乳房发育。如果青春期后仍不消失，而且确实影响外观，可以考虑手术整形。

4. 男性乳房发育症一般有哪些症状

可见男性单侧或双侧乳腺呈女性样发育，乳晕下可触及盘状、质地较硬、韧、边缘清楚的肿块，直径多在 2～3 cm，有一定的活动性，与皮肤无粘连。少数病人有胀痛或轻度压痛，极少数还可能有乳头溢液。偶见肿块不在乳腺中央，而在某一象限，以外上象限多见，这时要引起重视，建议及时专科就诊。病理性男性乳房发育症的患者中，若为激素灭活障碍的肝病患者，多伴有肝掌等表现。

5. 男性乳房发育症的发病原因是什么

目前比较公认的观点为男性乳房发育可能和体内性激素水平的异常、药物的作用、环境因素等有关。按病因可分为生理性、病理性、特发性和药物性4种，其中以生理性最为多见。

6. 什么是生理性男性乳房发育症

引起男性乳房发育的原因，最常见的就是生理性因素。生理性男性乳房发育症多发生于新生儿期、发育期和中年后期（老年期）3个阶段。新生儿期男性乳房发育症表现为新生男婴儿乳房稍微隆起，甚至泌乳，可能受母体雌激素影响所致，一般1周后可消失，偶见持续数月甚至数年，如持续时间过长，需警惕内分泌及遗传性疾病。发育期男性乳房发育症多见于10～17岁男孩，表现为乳房结节与胀痛，乳房发育可能与生长激素、性激素及肾上腺激素对乳腺的刺激有关，大多随年龄的增长，于发育后期（17岁前）消退，晚者可在20岁前自行消退。中年后期男性乳房发育症多在50岁以后出现，可能与体内雄激素水平的全面下降有关。

7. 什么是病理性男性乳房发育症

病理性男性乳房发育症的发病机制目前尚不清楚，多数学者认为其与体内雌、雄激素比例失调而导致雌激素水平绝对或相对过高，以及乳腺组织对雌激素的敏感程度增加有关。该病多见于睾丸功能不全或减退者、激素灭活障碍的肝病患者以及使用雌激素治疗的前列腺疾病患者；还可见于垂体前叶功能减低，下丘脑、垂体或松果体肿瘤，甲状腺功能亢进或减退，慢性营养不良，长期服用某些药物及某些肿瘤患者。

8. 什么是特发性男性乳房发育症

特发性男性乳房发育症多见于青春前期（6～8岁），是由于乳腺组织对正常浓度的雌激素敏感程度增加所致。特发性乳房肥大只是乳腺体积增大，状如青春期少女乳房，其乳头、乳晕发育良好，不伴有生殖器官及其他器官发育异常及相关的病变。

9. 什么是药物性男性乳房发育症

很多药物可导致男性乳房发育症，除了雌激素及其类似物、绒毛膜促性腺激素、雄激素拮抗剂等以外，部分药物亦有报道可能引起男性乳房发育。有些是因为抑制了雄激素的产生，有一些本身就有类似雌激素的生理作用，可导致雌激素/雄激素比例升高，产生乳房发育的副作用，但具体作用机制尚不完全明确。一般来说,这些药物在医生的指导下使用还是比较安全的,一旦出现男性乳房发育的征象,及时停药,大多数患者都可自愈。

　　还有一种情况引起的男性乳房发育正呈逐渐增加的趋势,那就是饮食和生活环境等外部因素。如食量太大,运动量过少,营养过剩等造成的肥胖,很多人以为脂肪细胞只是一种讨人厌的、储存脂肪用的容器,殊不知脂肪细胞也是人体内分泌系统的重要组成部分。脂肪细胞中的芳香化酶会让人体内的雄激素转化为雌激素,使肥胖的男孩出现乳房发育的征象。另外,食物中反季节蔬菜、水果,儿童保健品,也可能含有性激素或类似性激素的物质,易造成男童体内激素紊乱,使得乳房异常发育。

10. 如何及早发现男性乳房发育症

　　男性乳房发育症特征性的表现就是胸部明显变大。有一个简单易行的自查方法(图10-1),可以帮助及早发现是否患有乳房异常发育症:手叉腰向下用力,在胸大肌收缩变紧的时候用另一只手摸胸部,如果有比较明显

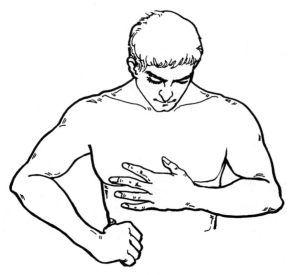

图10-1　男性乳房发育自查

的、突出的、能够移动的质软组织的话,可能是出现了男性乳房的发育。男性常会忽略乳房的定期自我检查,如果您为成年男性,短期内发现经常穿的衣服胸口部分有些紧了,或者穿比较紧身的衣服胸部似乎有些突出了,应该仔细分析一下,如果不是近期有高强度的胸肌锻炼的话,建议及时至医院就诊,排除男性乳房发育症。如果家长发现处于青春期的男孩的乳房比同龄人的大,不要过分紧张,因为在青春期有30%～50%男孩会出现这样的情况,其中50%～60%的孩子会在1～2年后自然消退,告诉孩子这是正常现象,避免他们有过多的心理负担。当然,首先建议先至医院排除其他疾病。

11. 如何判断男性乳房发育症严不严重

国际上通常采用Simon和Rohrich两种分类标准,临床上作为外科医生确定手术治疗男性乳房发育症的相应术式的重要依据,其中以Simon分类更为常用。

(1)Simon分类

1)Ⅰ类,轻度乳房增大,没有多余皮肤。

2)ⅡA类,中等程度乳房增大,没有多余皮肤。

3)ⅡB类,中等程度乳房增大,伴有多余皮肤。

4)Ⅲ类,重度乳房增大,伴明显多余皮肤,类似于下垂的女性乳房。

(2)Rohrich分类

1)Ⅰ类,轻度肥大没有下垂(<250 g),A腺体为主,B纤维为主。

2)Ⅱ类,中度肥大没有下垂(250～500 g),A腺体为主,B纤维为主。

3)Ⅲ类,重度肥大伴轻度下垂(>500 g),腺体或纤维。

4)Ⅳ类,重度肥大伴重度下垂(Ⅱ类或Ⅲ类)腺体或纤维。

12. 男性乳房发育症该如何治疗呢

首先应该针对病因进行治疗。一般情况下,多数患者都有明显的发病因素,对有具体发病因素的患者,在去除原发病后症状会逐渐消退。由其他疾病引起的男性乳房发育症，原发病得以积极治疗后，常可自愈，如乳房发育是由于口服某些药物引起的，应在咨询相关医生后停服有关药物或改服其他药物，多可自行恢复。具体请至专科咨询。

13. 男性乳房发育症可以保守治疗吗

对于已经存在了多年的男性乳房发育，目前没有特效的药物能够让乳腺组织萎缩甚至消失，但对于比较初期的男性乳房发育症，伴有乳房疼痛或触痛，给予一定的药物干预，不仅可以缓解症状，还可促进已发育乳房的消退，达到比较理想的效果，常用药物有以下几种：① 雄激素制剂，睾酮对有睾丸功能减退的患者有良好的疗效，然而补充睾酮可能在腺外芳香化酶作用下转化为雌激素，从而进一步加重男性乳腺增生。② 他莫昔芬（tamoxifen，三苯氧胺），为雌激素受体拮抗剂。③ 氯米芬（clomiphene），为抗雌激素药物，可减轻中年人的乳房发育，但本身可导致乳房发育，不良反应较大。④ 丹那唑（danazol），为抗绒毛膜促性腺激素药，可减轻疼痛和乳房发育的程度，但有水肿、恶心、脂溢性皮炎、体重增加等不良反应。⑤ 双氢睾酮庚烷盐，直接作用于靶细胞，不受芳香化酶的作用，疗效较好。⑥ 中医药治疗，如金黄膏外敷，六味地黄丸口服等，逍遥散加味治疗、小金丸联合甲睾酮等。

此外，体育锻炼可减少乳房内的脂肪组织，对于青春期肥胖所引起的乳房发育是有用的，对于减少乳腺组织是无效的。由于内分泌等疾病引起的男性乳房发育，药物治疗的目的是针对病因的治疗，而不是已经发育了的乳房。因此，对于大多数患者来说，手术才是解决问题的最终办法。

14. 男性乳房发育症保守疗法效果欠佳时，该怎么办

如果经一段时间药物治疗、运动等无效，或是乳房发育多年而成为患者极为烦恼的精神负担时，或异常发育的乳房较大，或疑有癌变等，则需通过外科手术切除增生肥大的乳房腺体组织。

手术指征及手术时机的选择：① 处于青春期末期或已过青春期仍有乳房发育的男性，乳房直径大于4 cm，长期不能消退者。② 乳房肥大明显，严重影响美观者或造成心理影响者。③ 长期乳房疼痛，用药物正规治疗仍旧无效者。④ 乳房内肿块不能排除恶变者。

15. 手术治疗男性乳房发育症，会复发吗

雌激素的靶器官是乳腺组织，通过手术切除，已经切除了绝大部分乳腺组织，仅保留了乳晕下方少量的薄层乳腺以保证乳头乳晕的血供。即使再次发生激素水平的变化，残留的少量乳腺组织也难以发生明显的发育，就像是在播种时，少量的种子长势再好，也难有好的产量。因此，男性乳腺切除以后，极少发生复发的情况，但如果为乳房部的恶性肿瘤则是另外的情况。

16. 中医如何认识男性乳房发育症

男性乳房发育症属中医"乳病"范畴。中医认为，"女子乳头属肝，乳房属胃"，"男子乳头属肝，乳房属肾"。"乳病"的发病与肝、肾的关系最为密切，肝肾功能失调可引起男子乳房发育症。在治疗上采取辨病辨证相结合，采用疏肝解郁，补肾养肝（治本）之法，并对病理产物气、血、痰、瘀等通过活血化瘀，理气通络，化痰软坚进行治疗（治标），取得一定的疗效。

17. 男性乳房发育症，中医有哪些方法

（1）中药汤剂内服

中医根据患者的具体情况辨证论治，合理选方用药。对于因肝气郁结引起的男性乳房发育，治疗从疏肝理气着手，佐以化痰散瘀，方选逍遥瓜蒌散等。针对肾阳虚衰型，治疗从温补肾阳着手，佐以化痰散瘀，方选右归饮等加减。针对气滞血瘀型，治疗以活血化瘀，散结行气为主。方选逍遥散和桃红四物汤等加减。

（2）中药成药内服

种类较多，例如小金丸、乳癖消、乳癖散结、逍遥散、川楝理气片等，临床医生会根据临床辨证合理选用。

（3）贴敷外治

如芒硝、冰片以及各大医院院内制剂等贴敷肿块，方便安全。

（4）针灸治疗

辨证取穴如足三里、三阴交、太冲等，建议在专业医生处就诊。

18. 男性乳房发育症患者，生活中该注意什么

"怒则气上、思则气结"，男性乳房发育患者当修身养性，保持心情舒畅，加强体育锻炼。饮食当为富含营养而易消化的食物，少食肥腻，寒冷及刺激性食品；少食反季节果蔬，少食生长周期短的动物蛋白质，不吃儿童保健品，避免可能导致体内雌/雄激素失调的食物及药物。过于肥胖者，尽量通过运动"痛改前肥"，少食快餐。

第二节　男性乳腺癌

1. 男性也会得乳腺癌吗

乳腺癌，顾名思义，是发生在乳房部的恶性肿瘤。既然男女都有乳腺，那么乳腺癌也就不是某一种性别的专利了。众多男性认为乳房只不过是胸前两粒可以完全忽略的"小豆子"，既然它们不会像女性的乳房一样发育长大，那么理所当然也就不会产生那么多问题。正是因为这种心理，男性乳腺癌患者很少早期及时看病，而且男性的乳腺组织较薄弱，癌细胞很容易四周扩散，侵犯乳房的皮肤和胸壁的肌肉组织，所以在就诊时大多已经处于疾病中晚期，治疗效果欠佳。

　　男性乳腺癌相对罕见，在所有乳腺癌中所占比例小于1%，且在男性癌症中所占比例不到1%。男性乳腺癌比女性乳腺癌更具危险性。不同于女性的发病年龄，男性乳腺癌发病的中位年龄为65～67岁，比女性乳腺癌晚10年左右。

2. 男性乳腺癌的发病原因有哪些

　　对于男性乳腺癌的病因目前仍未完全明了，比较公认的观点是雌激素/雄激素平衡异常，还与一些会对激素水平产生影响的先天性或后天性疾病有关。

　　（1）激素水平

　　雌激素/雄激素平衡异常（雄激素缺乏、雌激素分泌过多）是已知的危险因素。一些激素相关性疾病，如睾丸功能减退，先天性腹股沟疝，睾丸切除术，睾丸炎、隐睾等均可增加发病风险。

　　（2）基因突变与遗传因素

　　基因突变也是已知的致病因素，其中 *BRCA1* 和 *BRCA2* 基因是乳腺癌易感基因。在男性乳腺癌患者中，*BRCA2* 基因有较高突变率，4%～14%；而 *BRCA1* 仅有4%发生突变，相对较低。含有 *BRCA1* 和 *BRCA2* 突变基因的男性患者发展为乳腺癌的风险分别为1%～6%和7%。并且有 *BRCA2* 基因突变的患者发病年纪轻，预后较差。值得一提的是，*BRCA1* 及 *BRCA2* 可以遗传给后代。两者为常染色体显性遗传，这种基因传给下一代，无论是男性还是女性概率均为50%。除 *BRCA* 基因外，MBC中较为显著的基因突变有：*PIK3CA*、*GATA3*、*FLG* 和 *PLEC* 等。

　　（3）其他

　　另外还有其他一些因素，如反复的放射线暴露（尤其是年轻男性），长期处于高温工作环境，Klinefelter's综合征（该病可使男性乳腺癌患病率风险增加50倍），饮酒，肝病，肥胖，乳房肥大，乳房创伤史等。

3. 男性乳房出现哪些症状应引起警惕

（1）无痛性肿块

肿块一般位于乳晕后方，正好是男性乳腺组织集中的地方，肿块生长比较快，肿块边界常常不清晰。尤其是质地较硬，边界不清，表面不光滑，活动度差的肿块，更应该提高警惕性。

（2）乳房部皮肤改变

男性乳腺癌患者肿块与胸部皮肤或胸肌有粘连现象，乳房皮肤局部凹陷或呈"橘皮征"，乳头内陷。这很有可能是肿瘤侵犯了乳腺内的韧带，使其缩短从而使乳房表面出现凹陷；或是侵犯到乳头附近的乳管，让乳管缩短，结果将乳头拉向癌肿一侧。

（3）乳头异常

20%的男性乳腺癌患者有乳头内陷、结痂和回缩现象。

（4）乳头溢液

乳头溢液发生在男性乳腺癌患者身上不易引起重视。

（5）淋巴结

很多初诊的男性乳腺癌患者都可以检测到腋下淋巴结的存在。

4. 如何诊断男性乳腺癌

与女性乳腺癌一样，男性乳腺癌诊断通常依据临床评估、乳腺X线摄影和（或）超声检查、病理活检等。组织病理学检查对恶性疾病的诊断最为明确。

5. 男性乳腺癌的预后怎么样

与女性相比，男性乳腺癌患者的预后较差，这很可能是因为男性乳腺癌诊断时患者年龄较大，临床病理分期较晚所致，也有学者认为这与生物学差异有关。男性乳腺癌的预后因素和女性相似，主要与肿瘤分级、肿瘤大小、脉管癌栓、切缘、受体状态、腋窝淋巴结转移状况等有关。早发现早治疗对于改善预后是至关重要的，所以，无论男女，定期去医院做乳腺检查才是最靠谱的。

6. 如何预防男性乳腺癌

乳腺癌因为病因不明，所以仍不能有的放矢地预防。早期发现、早期治疗是改善生存、提高预后的重要方法，所以男性定期体检也很重要。对于男性来说，自我检查还是比较靠谱的。因为男性的乳腺并没有太多的"阻碍"，当男性的乳房出现小的异物时，是很容易被觉察的，所以相对于女性来说，只要平时多注意，男性的乳房发生病变时更容易早期发现问题，一旦自己发觉乳房有问题，请至专科医生处就诊。

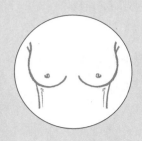

第十一章
乳房整形常见问题

　　乳房是女性形体美的最显著标识,由于乳房先天发育异常、乳腺疾病手术等造成的乳房外观不尽完美,可通过乳房整形手术重新塑造女性乳房的形态美。目前,乳房整形手术主要有有隆乳术、巨乳缩小整形术、乳头内陷矫正术等。

1. 隆胸有哪些方式

　　随着社会的进步和人们思想观念的更新及美容技术的不断提高,隆胸手术被越来越多的女性所接受。青年或中年妇女乳腺未发育或发育不全,胸前区低平,可考虑隆胸,使乳房体积扩大、形态丰满匀称,改善女性体形,恢复女性所特有的曲线美。目前常用的隆胸方式有假体法、自体组织移植法和液态代用品注射法3种。

　　(1)假体法隆乳

　　将医用硅凝胶或者盐水假体植入乳房后方,以达到增大乳房体积、改善乳房外观形态的作用,这也是目前国内外最常用的方法,术后形态、手感相对自然,对生育和哺乳无不良影响。其缺点包括假体渗漏、破裂、假体移位、假体疝出、包膜挛缩等。

　　(2)自体组织移植法

　　将自身其他部位的组织移植到胸部,使胸部更加丰满的方法。有自体脂肪注射法、局部真皮脂肪瓣转移、真皮脂肪筋膜复合组织游离移植、吻合血管的组织瓣移植等多种方法。自体脂肪注射法进行隆胸的优点在于不会产生排异反应，安全性强，对乳腺本身并不会产生伤害，对生育和哺乳无不良影响，但缺点是每次注射的脂肪量有限，需多次多点注射，且自体脂肪大部分会被机体吸收，注射部位可能出现团块，脂肪坏死，钙化等，有时难以同乳房内新生的良恶性肿块进行鉴别。

（3）液态组织代用品注射法

包括注射液体石蜡、凡士林油、液态硅胶和聚丙烯酰胺水凝胶（奥美定）等，由于注射隆胸使部分患者术后出现疼痛、红肿、硬结、肿瘤和注射物移位等相关并发症，目前已在临床被停用。

2. 乳房假体在体内能保留多长时间

乳房假体如果不出现并发症，可在体内长期留存，无须取出，但是随着时间的推移，部分假体也有可能会出现渗漏、包膜挛缩等情况。因此乳房假体公司会倡议更换10年以上的假体。乳房假体的寿命不但取决于乳房假体的质量，也与患者本身情况密切相关。因此必须选择来源正规，质量可靠的乳房假体。

3. 已经采用液态组织代用品注射法的患者该怎么办

可通过手术取出这些注射物（包括液状石蜡、凡士林油、液态硅胶和聚丙烯酰胺水凝胶），取出的方法有局部抽吸、切开冲洗、腔镜辅助手术等方法。具体需要根据注射物的多少、位置及假包膜形成程度，来决定注射物的取出方法，但目前为止尚没有一种方法可以将注射物完全取净，并且这些注射物可能会进入通过组织间隙，向不同的方向进行渗透浸润，并由此产生感染、致癌等风险。

4. 乳房假体植入后还能哺乳吗

乳房硅胶或者盐水假体一般放置在胸大肌后方或者乳腺腺体的后方，

因此对于整个乳腺组织的影响并不大,所以对于生育和哺乳一般没有影响,但是如在哺乳期间产生严重的急性乳腺炎,甚至乳房内脓肿波及后间隙,则需要取出放置在乳腺腺体后方的假体。建议怀孕前至正规医院对假体的位置、有无破损等情况进行检查,以了解乳腺假体情况后决定产后是否哺乳。注射隆胸的患者禁止哺乳。

5. 注射隆胸会漏出吗

注射物如果为自体脂肪或玻尿酸,随着时间延长,则可以被人体代谢后吸收,一般漏出较少。目前已经被停用的液状石蜡、凡士林油、液态硅胶和聚丙烯酰胺水凝胶等液体注射物则可以沿着肌肉或者筋膜间隙向乳腺后方,乳腺内、腋下、胸腔,腹部等各个方向漏出,最严重的甚至可漏出至脚踝处。

6. 隆乳会导致乳腺癌吗

采用自体组织进行隆胸的患者并不会导致乳腺癌的发生。若采用假体植入的患者,由于植入的假体稳定性很好,一般都很安全,可以长期保留,目前没有任何机构对置入人体的硅胶假体有期限限定,即无一定期限内必须去除的建议。另外,根据美国发布的《硅胶乳房假体安全性评估报告》相关数据和大量调查资料显示,乳房硅胶假体不会增加罹患乳腺癌的风险,但是注射隆乳的患者中如果注射物是液状石蜡、凡士林油、液态硅胶或者聚丙烯酰胺水凝胶等,则须尽早手术取出,因为这些物质并不能被人体所吸收,甚至有增加乳腺癌发生的可能。

7. 何种情况应做乳房缩小术

F罩杯指上下胸围差为22.5 cm左右的女性罩杯,属于罕见尺寸女性罩杯。如果身高160～170 cm,体重90～100 kg,则身体比例较协调,但身高160 cm、体重55 kg的女性有F罩杯的乳房,乳房体积较大,与躯体比例偏于失调，可以考虑行外科手术治疗，切除乳房多余腺体及脂肪组织，从而达到正常乳房的形态及大小。手术后乳房有可能不像正常乳房一样自然，而且术后可能有并发症出现，如血肿、感染、脂肪液化坏死、伤口裂开、刀口瘢痕增生、乳头乳晕血液循环障碍、感觉变化、乳房形态不佳、不能哺乳等，因此打算做手术的患者要有充分的心理准备，对手术治疗具有合理的期望值。术后一般不会出现反弹的问题，在效果的持续时间上是比较安全可靠的。

8. 哪些人不适合做乳房缩小术

对于大多数巨乳症患者来说，施行乳房缩小整形手术，几乎是唯一的治疗方法。巨乳缩小常需要根据患者本身乳房的条件和医生的技术来决定。具体有多种术式，各有适应的患者和相应的优缺点，请在手术之前详细咨询您的主治医生。

下列患者不适宜做乳房缩小术：身体主要脏器如心、肝、肾和全身系统性病变未能控制；有凝血功能障碍；手术动机不纯或有精神症状；乳房有不能确定性质的肿块；妊娠或哺乳期的妇女不主张手术，但乳房周期性疼痛、乳腺癌家族史均不是手术禁忌证。

9. 巨乳症外科治疗后会影响乳房感觉和泌乳吗

现如今众多患者，尤其是年轻的女性患者也更加关心术后泌乳功能的保留情况。在治疗巨乳症时采用乳头乳晕移植往往会造成乳头和乳晕感觉及泌乳功能的减退或丧失，对于泌乳功能的保留尚未有明确的术式。

乳晕周围真皮帽技术是近年来能够较好的保留乳房感觉和泌乳功能的一项技术，是指使乳房剩余腺体形成一个带有真皮帽的圆柱体，并由此圆柱体腺体折叠重塑乳房外形。保证了乳头乳晕复合体周围的真皮血管网不被破坏。目前对术后乳房感觉的研究多集中在乳房的触压觉、动静态两点辨别觉等方面，关于乳房痛温觉及振动觉的研究较少，因而不同乳房缩小成形术术式对乳房感觉的影响尚无定论，有待进一步探索。

因此，寻求一种尽可能多的保留乳房感觉和泌乳功能的术式，是将来整形外科医生的一大努力方向。

10. 乳头内陷可以手术纠正吗

乳头内陷矫正手术的目的是为了获得美学上较为满意的乳头突出度，尽可能保留乳腺导管。对于先天性乳头内陷患者，有哺乳要求的，应先采用保守治疗；单纯考虑矫正乳头外形而不哺乳患者，可进行手术治疗，但术后可能导致输乳管不同程度的损伤或粘连，影响哺乳，且术后仍有复发的可能性。

近年来应用较广泛的几类手术方式如下：乳晕多瓣法、游离组织移植法、乳头、乳晕及乳腺组织瓣转移矫正术、乳晕真皮瓣法、微创缝线法等，这些方法均提高了治疗效果，但不同术式各有利弊，建议乳头内陷的患者正规医院就诊。

11. 乳房下垂可以整形手术改善吗

乳房正常的位置和形态维持有赖于乳房内部纤维结缔组织的支持悬吊作用，这些结构将乳腺悬吊固定在胸部的皮下组织中。

乳房下垂多见于某些生育及哺乳后的女性，由于乳房组织松弛而引起乳房整体下垂，不仅影响形体的曲线美，而且乳房的下皱襞处容易发生湿疹、疖疮等皮肤疾病，造成患者生理和心理上的痛苦。对于单纯性乳房下垂的患者，一般采用乳晕双环切口乳房悬吊术矫正。多年来，国内外的许多整形外科医生对此方法进行了一系列的改进和完善。

12. 乳晕过大可以整形改善吗

乳晕的形态是维持女性乳房形态美的一个重要组成部分，其与乳房整体的比例也非常重要。乳晕一般呈褐色，孕期乳晕色素加深，直径加大，其范围为 2～5 cm。对于女性哺乳后乳房皮肤松弛、青春期乳晕发育过大等情况所致的乳晕肥大，可通过乳晕缩小整形重塑乳房和谐的比例观。传统的双环法（在乳头根部及乳晕外缘内约1.5 cm处设计双环形切口）是经典乳晕整形术式的选择，但对于单纯行乳晕缩小整形患者来说，该切口仍存在着诸多的问题，包括瘢痕增生、乳晕皱褶明显、切口张力引起的乳晕再次增大等。有医生采用乳头根部双环形结合楔形切口的乳晕缩小整形术，有效减少了术后不良的外观，达到了良好的美容效果。

13. 做过乳房整形后可以采用什么方式进行常规检查

接受过乳房整形手术的人群都可以采用MRI来进行常规乳房检查，MRI也是目前针对此类人群最为有效的检查方法。其在鉴别乳房良恶性肿瘤，判断假体位置和是否有破裂，诊断注射脂肪坏死或者钙化等方面具有独特的优势，但其缺点是检查费用较昂贵，而且对于幽闭恐惧症、过敏体质或体内含有金属物的患者不能使用。无法采用MRI进行检查的人群可以采用B超、钼靶、CT或者联合检查方法进行诊断，但由于假体或者注射物的干扰，使得对于诊断存在较大影响。

14. 乳房再造是怎么回事

外科手术是治疗乳腺癌的有效手段之一，尽管部分患者可以做到保留乳房，但绝大多数患者在术中仍需将病变侧乳房切除。术后出现的乳房缺失不仅增加了女性生理上的痛苦，也加重了女性的心理负担。因此，乳腺癌术后的乳房再造，不仅是器官代替的过程，更是患者心理修复的重要步骤。对于有强烈保乳意愿但不能行保乳手术的患者，整形再造是另一种选择。

乳房再造是指切除乳房以后，医生通过手术为患者重新制造一个乳房。按乳房再造的时间可分为即刻（一期）再造和延迟（二期）再造。即刻再造是指在切乳腺癌手术中同时进行乳房再造，即肿瘤的改良根治手术和乳房重建手术同时完成。二期乳房再造是指患者接受乳腺癌手术后1～2年，经复查没有全身复发迹象者,再行乳房再造。

15. 乳房再造有哪些方法

（1）假体组织乳房再造

假体乳房在临床应用时间较长,长期以来一直是临床中乳房再造的主要应用手段。硅凝胶是乳房假体的主要材料,用该材料做成的假体植入方法较为简单,更换方便,较为常用。临床上部分患者在乳腺癌术后常需要接受放疗,而在射线作用下,部分机体组织可出现硬结,进而可影响假体的扩张,甚至可出现乳房缩小、发硬,进而假体出现重心偏移等。不过近年来随着生物材料的进步,新的假体材料更新迅速,与传统材料相比较,新型假体可有效避免绝大多数并发症的发生。

（2）自体组织乳房再造

自体组织乳房再造是使用自身组织进行乳癌术后乳房再造。由于自身的皮肤和皮下脂肪组织质地柔软,形态容易塑造,再造的乳房形态和手感与正常乳房组织接近。宽厚的皮瓣是常用的再造乳房的来源,由于患者局部条件的不同,不同供区的皮瓣具有不同的特点,在实际治疗过程中应根据患者实际情况进行选择性使用。

乳房再造方案多样,在实际工作中应根据患者及其家属要求,并结合其具体情况选择最有利的手术方案,最大的程度保证术后患者形体的恢复,改善其生活质量。随着新的技术和材料的出现,相信在不久的将来,乳房再造手术必将造福于更多的女性患者。

16. 乳腺癌术后需要放疗的患者如何选择乳房再造

术后明确需要进行放疗的患者,建议先放置组织扩张器,在放疗结束后更换为永久性假体。如果需要采用自体皮瓣进行乳房重建者,建议将乳房重建延迟至化疗、放疗结束后进行,因为放疗可能对重建的乳房造成各种不利影响。当然有条件的医院也可以考虑对植入的组织扩张和假体进行适形放疗。

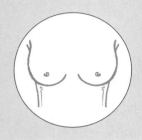

附录 1
乳腺疾病患者故事

哺乳的艰辛
——一个二胎妈妈的自述

作为一个二胎妈妈,奶结、乳腺炎,几乎伴随着大部分的母乳过程,并且宝宝几乎没有因为这些问题断奶,至今回想起来还是千言万语涌上心头,久久不能平复。希望个人的经验能够帮助各位妈妈们。

顺产生下老大后,第3天出院我就开始全母乳喂养了。悲催的是,家人给我做了一大碗鸡汤和一大碗鱼汤,还很"贴心"地撇去了油花。喝完乳房青筋暴起,罩杯从A升到D,你懂的。

接着就是很痛苦地喂奶、吸奶。到了第9天,我绝食抗议了。第10天,我摸到右乳上部边缘有小硬块,还发热了——噩梦也开始了。去某产科医院,男医生按摩乳房手法很重,家人再轮番热敷按揉,发面生菜都用了,发热40℃不退。静滴抗生素,乳房痛得我用腿撞墙——生孩子都没这么痛。输液2天,敷了貌似海盐回奶的东西,终于剩一个小小的结,不影响哺乳就出院回家了。

第二次是大宝2个月,我考雅思后发作,一个上午不吃、不喝、不挤奶造成的。也是又挤又揉打点滴。去龙华医院开了著名的金黄膏还有中药,可是肿块小不发热时情况还好,一发热仍然止不住,也有可能是我太心急了。

医生按揉很痛,但确实出了很多奶线,医生说右乳需要做穿刺。穿刺完静滴2周抗生素。这期间每3小时挤一次奶。

哺乳5个月左右,我再次穿刺。宝宝7个月时,因为要出国我不得不中止哺乳。个中辛酸真是记忆中不能承受之痛。厚厚的病历本,一把血泪史。

老二生在国庆。产后45天回老家,听说我腰痛,姑姑炒了海盐,让我敷腰上,敷到全身汗透。趴了一个下午,乳房结块、头痛、发热,我脑袋嗡地就炸开了。

家人建议去医院对面的通乳会所看看。第1天,按摩了很久,那块堵的地方还是只出来一个个奶滴。但是,真的不痛!第2天,通乳师又按了很久:她先按摩肿块周围,然后一点点靠近堵的部位,一点点疏通。第3天,再去按摩,突然的,飚出一条奶线,终于,肿块一下子就消掉了。老二一直喂奶到17个月。在前8个月里,我仍然保持着1～2次/月的乳腺炎发病记录,但并不是每次都发热。等到老二8个月后,偶有轻微的乳腺肿块和疼痛,中药自行停掉了。之后到17个月都没发作过。

总结教训:

1)避免劳累:劳累的时候免疫力很差,如果孩子太吵闹真的可以请家人帮帮忙,母乳妈妈保护好自己才是对宝宝最大的负责。

2)消除负面情绪:尽量不要生气、抑郁。可找一些宣泄情绪的方法,如购物、与友人聚会等。

3)忌饮食油腻:刚生完孩子后,不宜大荤大补,否则容易瘀滞,造成难以预测的多米诺牌似的痛苦。所以,我爱你,应该在那刚刚好的距离。

总结经验:

1)乳腺炎归根到底能靠中医的方法解决:我自己常备金黄膏、通乳中药等。

2)预防乳腺炎的关键是供需平衡:很多医生都讲每次喂完要排空,其实不完全正确。避免乳汁淤积的根本是要控制奶量,出现淤积后才需要排空。如果每次都排空,会发现乳汁越来越多,人为地打破供需平衡(医生点评：一点没错，按需哺乳，这很重要。很多妈妈问到底几小时喂一次才是正确，想想咱们外婆、奶奶们有掐着手表喂奶吗）。

3）热敷，使用不当会伤害自己：乳腺炎的情况还是有很多种的，有的是奶水太油堵住了，有的是导管损伤堵住了（如受到外力撞击等）。热敷可能会让损伤的导管水肿，更不容易疏通（医生点评：热敷温度控制很重要，建议40～50℃。作者说的没错，乳腺炎情况很多种，如果红肿热痛明显时可能冷敷更合适，具体请听从专业医生）。

4）吸奶器是个双刃剑：哺乳老大的时候就发生过吸奶器导致的奶头水肿，继而引发乳腺炎。奶量平衡了就尽量不要用吸奶器去打破平衡。娃的嘴巴最安全最舒服（医生点评：真是良心宝典，一点没错，吸奶器绝对不是万能的，想想人类哺乳这么长的历史，吸奶器才存在多长时间）。

回想起艰辛的哺乳过程，看着眼前2个宝宝逐渐长大，一切都是值得的，真有种"回首向来萧瑟处，也无风雨也无晴"的开阔与平静。希望每一位妈妈都能在母乳后收获更多的成长。

浆细胞性乳腺炎乳病情自述

2016年3月24日，一份乳腺穿刺报告打破了我原本平静的生活，病理诊断结果无比剧烈地刺痛着我的眼睛——浆细胞性乳腺炎。

第一次有不适感在2015年5月，月经期第3天，突然发现左侧乳房内侧有肿块，用手触碰时疼痛加剧，当时就诊于某三甲医院，乳房B超检查结果是乳腺增生，医生开具头孢丙烯和平消片，用药半个月后，肿块消失了。可是下个月的经期第3天，肿块再次出现，同样的治疗后，肿块略有变小。就这样时好时坏、断断续续一直持续到2015年10月24日，肿块突然变大，疼痛难忍，连文胸都无法穿戴，再次予抗生素静滴、平消片口服。农历春节前最后一次B超结果显示肿块没有明显地变小，医生建议年后进行手术。

正当我和家人以为已妥善做好手术准备时，2016年2月底，我开始出现发热，每天上午38.5℃左右，下午39～39.6℃，此时左侧乳房肿块扩大至整个乳房，抗生素换过3种，静滴一个星期发热不退。原计划的手术无法进行，很快肿块变软，开始化脓，医生对我进行2次抽脓手术后，高热依然不退。2016年3月底在左侧乳房内侧进行第一次切排引流，手术后高热没有丝毫减退，伤口却久治不能愈合，很快外下侧肿块开始化脓。四月底，进行了第2次切排引流。在进行了2次切排引流手术和无数次的注射器抽脓后，我的病情依然没有一丝好转的迹象。两个切排伤口，依然持续存在的高热，行走在路上，感觉自己像是一个空空的壳子，心情犹如我身上那件卫衣的色彩——黑色。

病情在慢慢地加重，下肢出现结节性红斑，因为疼痛连路都无法正常行走，高热依旧，医生建议我转至上海龙华医院。第一次去龙华就医后，医生说，我是她目前接诊的诸多患者中病情最重的一个，但是肯定是可以治好的，需要的是时间，我突然感觉人生大逆转了，心情也跟着稍微好点，毕竟有盼头了。

左侧乳房外上侧开始化脓，抽脓后配合中药内服，同时医生强调需要手术，并且预约磁共振成像、等待床位，一个月期间抽脓口变大流脓，每天换药的外敷料都被脓水浸透，还有一个溃破的洞也开始流脓水，加上之前切排的伤口也没有愈合，整个左侧乳房已经千疮百孔了。

2016年4月19日，终于入住上海龙华医院。手术很顺利，术后体温就正常了，下肢红斑也消退了，精神、体力一天天在变好，左乳的手术伤口经历了脱腐生肌长肉等过程逐渐愈合。住院2个月，通过和医护、病友交流，反思、寻找自己的病因，或许做到以下几点可以预防：

1）情志调畅：发病之前我是个脾气暴躁的人，动不动就雷霆万钧，现在看来很不恰当。平时可多听悦耳的音乐，培养一些例如养花、养鱼等安静的爱好。情绪要舒畅，遇事勿怒。情绪低落时可适当选择散步、谈心、瑜伽等来分散注意力，调畅情志。

2）饮食方面：适当清淡，多吃蔬菜水果，少吃辛辣刺激之品，如姜、蒜、花椒、辣椒等，尤其忌烟酒。少吃高热量食物，例如奶茶、芝士等。

3）心理治疗：本病治疗周期长、病情反复，乳房外形改变等，就像一层层的乌云，笼罩在心中久久不散，但住院期间和病友交流，看到一个个的病友治愈出院，也给自己带来了信心和希望。如果缺乏对此病的正确认识，心理因素过度紧张刺激忧虑悲伤，造成神经衰弱，会加重内分泌失调，促使该病的加重，故应解除各种不良的心理刺激。

4）加强体育锻炼，增强体质，提高身体免疫力：自从被确诊为浆细胞性乳腺炎，一路走来，经历过担忧、焦虑、紧张、恐惧，最后体会到"得亦从容，失亦从容"。虽然现在术后乳房外形有改变，但是却从心底里感受到了来自家人、爱人以及朋友的关心和爱护。所以，我们的身体不仅仅是我们自己的，我们要爱惜她，才是对各种浓浓爱意的最好回报。

"身体发肤，受之父母，不敢毁伤。"身体是客观的，需要维护她的不仅仅是饮食等物质，而我们面对世事的一种冷静和及时的疏解，是可以通过自己各方面的努力达到的，这些看起来不怎么重要的东西却可以让我们的身体更加健康，少却很多意外。感恩白衣天使，带给我新的生机；也感谢这次疾病，让我可以慢慢地改变自己，珍惜自己，享受上天和父母赐予我的宝贵生命。

自　然　天　成

简单介绍一下我自己，2014年4月时我29岁，生下头胎女宝宝后坚持母乳喂养13个月，高产奶牛一枚，日产奶量1 000 mL左右，哺乳期多次发生奶结及乳腺炎。

断奶7个月后，即2015年12月30日，发现左乳有一个小肿块，摸上去有酸痛的感觉。由于身处金融行业，面临年终决算的关键时间节点，我并没有立即到医院就诊,现在想来后悔万分。2016年1月4日来到了龙华医院乳腺外科,经穿刺后确诊为"浆细胞性乳腺炎",这也是我第一次听到这个专业名词。

随后,我便开始了漫长的治疗征途,也开始了药不能停的日子。由于我的乳房肿块已经扩大到了胸部的约3/4,主治医生建议我手术治疗。考虑到家里宝宝没人照顾,我还是选择了治疗期较长的保守治疗。期间经历了穿刺、抽脓、切排、(引流)等各种外治手段,一直配合中药内服,前后花了一共6个月时间,乳房肿块从起初的$18 \times 12 \ cm^2$,现在已经消失了,只是还有瘢痕及溃口周围的色素沉着,主治医生说,随着时间的推移这些都会改善,我也是信心满满。

话说久病成良医,经历了半年的治疗,现将我的一些心得体会与姐妹们分享。

(1)关于饮食

我想关于吃,是每个患者都关心的话题。我最欣赏我的主治医生说的"不讲究量的忌口都是要流氓"。作为吃货的我坚持的原则就是——工作日清清淡淡,双休日偶尔偷嘴,但要绝对适可而止,过把瘾就好,千万不能过量。在此,我特别庆幸自己本身口味就比较清淡,对辛辣刺激及海鲜等发物并无大爱,所以整个治疗过程并没有太大的痛苦。

个人认为,浆细胞性乳腺炎的治疗是个漫长的过程,如果因为过分忌口让自己始终处于郁郁寡欢的境地,那还不如对自己小小放松,毕竟保持好心情才是乳腺疾病的一剂良方。

(2)关于心情

浆乳的治疗过程及极其漫长,中间还会经历病情的反复,看着自己千疮百孔的乳房难免让人心生怨恨,情绪低落,感叹命运的不公。

但是保持好心情是帮助治疗的关键因素,其实仔细想想,浆乳的治疗过程虽然漫长,但对生活的影响其实还在可控范围内。从生病至今,我都坚守在工作岗位,并不是因为有多高的职业操守,而是人的专注力是有限的,在工作的时候常常都能忘了自己是个患者，心理不断暗示要做个神采奕奕的职场辣妈。个人觉得如果工作不是过分繁重的话，不要轻易离开你的岗位，这样要比专业做个患者好得多。

（3）反思得病原因

老天给了每个妈妈哺乳的机会，这也是与宝宝亲密接触的最好时刻。而我放弃了这样的机会，长时间依赖吸奶器。医生说我现在排出的脓液里还残留在乳腺里的母乳呢。现在想来，得病也许就是不遵守自然规律的恶果。亲喂的好处我想各位姐妹都有所了解，不专业的我也就不抄书了。在此提醒职场新妈妈们，再好的吸奶器也只是在模仿宝宝吮吸的动作，却始终达不到亲喂的效果，坚持每天亲喂还是很有必要的！

谨以此文纪念我大半年的战斗历程，与姐妹们共勉！

一切自然的才是最好的。接纳不好，努力变好。尊重无法改变的，改善自己能改善的。既然创造了生命，便将这些生命带到尽量美好的境遇，而这一切，离不开做妈妈的自己对自己的鞭策。

请相信有彩虹

2013年秋季的某一天，我在洗澡时无意中摸到乳房上一个肿块，请了一天假去了一家三级甲等医院，B超医生皱着眉头问我几岁，然后语气坚定地告诉我必须要做手术。明明心里清楚我毫无选择，依然怀着侥幸心理询问医生能否靠吃药消除。医生斩钉截铁告诉我：“你回去安排好自己的工作，后天来住院。”

我不想住院，我连打针都想出逃，更别说手术了。第二天去了另外一家三甲医院。一位美女医生也建议手术：“不用太紧张，放心吧，我一定会帮你安排一位好医生给你手术的。”我好感激，紧张和害怕一下子少了三分，但仍纠结地问医生：“如果我肿块开出来不好怎么办？”医生正视着回答：“如果真的遇到了，那也只能乐观地接受了。"这句话对我起到了非常重要的激励，至今仍心怀感激。

手术前的那一夜似乎特别长，内心矛盾纠结。

早晨七点半我被准时接到手术室，等候医生的到来。躺在手术台上，望着天花板发呆。医生帮我做了局部麻醉，手术过程中我为了缓解自己的紧张和害怕，一直找话题跟医生聊天，这样时间过得特别快，接着我被推到手术室外面的等待区，听候活检报告。一会儿，医生迈着急促的脚步向我走来，"你的肿块是恶性的，必须进行下一步手术……"犹如晴天霹雳，我被贴上了"恶性"的标签，我开始哽咽。脑子里一片空白，此时此刻我念的再也不是工作，而是门外等待着我的母亲，本以为小手术仍去上班的老公，以及需要我陪伴的儿子。他们该如何接受这个事实，我不知道我该如何去面对他们。我想见见他们，又害怕见到他们。我恳求医生跟我老公通电话。医生不厌其烦，这么有医术又同时兼备崇高医德的医生，我还后怕什么呢，那一刻我豁出去了，主动问医生后续能否不化疗，因为担心头发掉光。医生再次安抚我说："我们先手术，后续的治疗等手术完再定。"

住院的日子里，家人悉心照料我的起居饮食。患者之间也是热心串门，相互鼓励，彼此关心康复的情况。我的住院医生一次又一次开导我，告诉我乳腺癌没有那么可怕，某种程度上跟高血压这些慢性病差不多。渐渐地，我的情绪稳定了不少。

我最担心的事情还是发生了，我不得不面对后续的化疗。主刀医生为了让我调整好心态，带我见了一位非常有说服力的患者。当时这位阿姨正在第6次化疗，只见她健步如飞，精神抖擞，除了头发剃光之外，根本看不出她是一位化疗期患者。听了阿姨历经风雨后的远大抱负，感受到她坚韧不拔的毅力，我羞愧不已。我从黑暗走向了阳光，内心萌生出的一颗种子，我相信在阳光的普照下，一定能开花。乌云密布，倾盆大雨只不过是为雨后彩虹的铺垫罢了。

从那一刻开始，我能乐观地接受我病情的事实，勇敢地接受了6次化疗。总体来说反应没有电视剧里演得那么恐怖。化疗期间我充满了食欲，我买进一台初级版烤箱，玩起了烘焙。我将各式点心分享给同事们，成为大家公认的"饲养员"。美食之暇，我也会练练书法，看看励志书。在化疗的半年病假里，生活还是多姿多彩的。

终于在手术后的第6个月，我成功地返回到工作岗位，开始了新的人生里程。既然活着就应该要活得精彩，我们没有办法阻止生老病死，但我们可以主导自己的每一天，可以让自己活得充实，活得有价值，活得有意义。我学会了凡事都换位思考，多去从对方的角度来分析问题。放下内心的"毛线团"，胸怀也宽阔了，心境进入另一种境界。心情舒畅，家庭和睦后什么都顺了，也许这就是"否极泰来"吧。

佛曰："笑着面对，不去埋怨。悠然，随心，随性，随缘。"我就是带着这样的心态生活，事实证明我的境界完全不一样了，具备了自我排忧的能力：生气不超过五分钟。

我们一路走来不易，一起努力一起加油哦！愿我们能早日去掉"大病"的标签，回归到正常人的大本营。人生如梦，且活且珍惜，将活着的每一天当作人生的最后一天来过，你将会倍感幸福，更会感恩上天如此的厚爱。与此同时，勤奋会打败慵懒，乐观会战胜悲观，好运会赶走霉运。胸怀和情商将会进入另外一种境界。

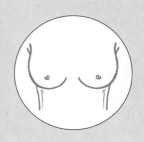

附录2
乳腺疾病相关标准与机制

1. 乳腺癌术后复发风险的评估

（1）低度复发风险

腋窝淋巴结阴性，并同时具备以下6条特征：① 标本中病灶大小≤2 cm；② 病理分级1级；③ 瘤周脉管未见肿瘤侵犯；④ ER和（或）PR表达；⑤ HER-2/Neu基因没有过度表达或扩增；⑥ 年龄≥35岁。

（2）中度复发风险

腋窝淋巴结阴性，至少具备以下6条特征之一：① 标本中病灶大小>2 cm；② 病理分级2～3级；③ 有瘤周脉管肿瘤侵犯；④ ER和PR缺失；⑤ HER-2基因过度表达或扩增；⑥ 年龄<35岁。

有1～4枚腋窝淋巴结转移，未见HER-2/Neu基因过度表达或扩增，且ER和（或）PR表达。

（3）高度复发风险

有1～4枚腋窝淋巴结转移，HER-2/Neu基因过度表达或扩增，或ER和PR缺失，或有≥4枚淋巴结阳性。

2. 常用化疗药物作用机制

（1）烷化剂类药物

烷化剂能够直接作用于DNA上，使蛋白质和核酸失去正常活性，抑制肿瘤细胞分裂,一般对于G1期和M期细胞杀伤作用较强。乳腺癌的辅助化疗常用烷化剂类药物环玲酰胺(缩写为C),属于氨芥类烷化剂。

(2)铂类药物

铂类药物的作用机制同烷化剂类似,通过与DNA结合,导致DNA在复制时断裂,达到抑制肿瘤细胞增殖的作用。应用于乳腺癌的主要有卡铂和顺铂。

(3)抗肿瘤抗生素类药物

抗肿瘤抗生素可通过抑制脱氧胸苷酸合成酶的作用或嵌入DNA使其合成受阻,抑或嵌入RNA以干扰蛋白质合成,对于G1期～S期细胞作用最强。蒽环类药物是此类药物的代表,也是乳腺癌化疗的基石,常用的有表柔比星(缩写为E,又称表阿霉素)和多柔比星(缩写为A)。

(4)抗代谢类药物

抗代谢药物干扰DNA和RNA的合成,抑制肿瘤生长,为细胞周期特异性药物,S期细胞对此类药物最为敏感。抗代谢类药物可分为叶酸类、嘌呤类以及嘧啶类抗代谢药物,乳腺癌中常用的甲氨蝶呤(缩写为M)属于叶酸类抗代谢药物,氟尿嘧啶(缩写为F)、卡培他滨属于嘧啶类抗代谢药物。

(5)植物类抗肿瘤药物

此类抗肿瘤药物多是植物碱和天然产品,能抑制有丝分裂或酶的作用,阻止细胞再生必需的蛋白质的合成,属于细胞周期特异性药物,常于其他抗肿瘤药物合用。乳腺癌中应用较多的紫杉类(代表药物有紫杉醇和多西他赛,缩写为T)和长春新碱类药物,特异性的作用于细胞周期的M期。

3. 绝经状态判断

参照NCCN指南2015年版,确定绝经的判断标准包括以下任意一项:

1)既往双侧卵巢切除。

2)年龄≥60岁。

3)年龄<60岁,且在未经过化疗、他莫昔芬、托瑞米芬或卵巢抑制的

情况下闭经达12个月或以上，血清促卵泡激素（FSH）与雌二醇（E2）在绝经后范围内。

需注意：正在接受LH-RH激动剂或拮抗剂治疗的妇女无法判断是否绝经；辅助化疗前没有绝经的妇女，停经不能作为判断绝经的依据；对于化疗引起停经的妇女，若考虑采用AIs内分泌治疗，需要考虑有效地卵巢抑制（卵巢切除或药物去势），或者连续多次检测FSH/或雌二醇水平已确认。

4. 骨质疏松诊断标准

参考世界卫生组织（WHO）推荐的标准，基于双能X线吸收法（DEXA）测定腰椎骨密度（BMD），以同性别、同种族正常成人的峰值骨量为正常参考值：

1）正常骨量：BMD较正常成年人平均值低1个标准差以内。

2）骨量减少：BMD较正常成年人平均值低1～2.5个标准差。

3）骨质疏松症：BMD较正常成年人平均低2.5个标准差以上。

4）严重骨质疏松症：符合以上标准并伴有一处或多处骨折；BMD较正常成年人平均低3个标准差或以上无骨折，也可诊断为严重骨质疏松症。

骨密度通常用T值表示，T值＝（测定值－骨峰值）/正常成人BMD标准差。